실전에서 바로 적용할 수 있는

임상영어회화

- 국제학회편

저자 : 일본의학영어교육학회

역자 : 윤 덕 미

도서출판 메 디 안 북

실전에서 바로 적용할 수 있는

임상영어회화

– 국제학회편

인 쇄 : 2016년 5월 26일

발 행 : 2016년 6월 2일

저 자 : 일본의학영어교육학회
역 자 : 윤 덕 미
발행인 : 김 용 덕
발행처 : 메디안 북
편 집 : 최 수 정
등 록 : 제 25100-2010-51호
주 소 : 서울시 마포구 마포대로 63-8, 1549호(도화동 삼창프라자 빌딩)
전 화 : 02-732-4981
팩 스 : 02-711-4981
홈페이지 : www.mcbooks.co.kr

ISBN : 978-89-93340-53-2 13740

정 가 : 17,000원

머리글

국제화(globalization) 시대가 되었다. 의사 세계도 당연히 그렇게 되었고 각 지역에서 외국인 환자가 진찰 받으러 오는 기회도 증가하고 그에 대응하기 위해 많은 병원에서 안내 게시나 홈페이지에 영어가 병기되게 되었다. 국내학회에서도 [초록이나 슬라이드 발표는 영어]를 의무화 하는 학회도 증가하고 있다. 그러나 가장 중요한 것은 의사 자신이 영어회화를 포함한 의학영어 공부를 일생 동안 계속해야 한다는 것이다.
이 책은 외래 진료 현장이나 국제 학회에서 만나는 여러 상황을 상정하고 그에 대응하는 영어표현을 정리한 것이다. 각각의 상황에서 사용하는 중요한 단어를 정리해두어 독자의 편의를 도모하였다. 현장에서 잘 사용하기 바란다.
이 책이 여러분의 영어 활동의 motivation이 되기를 바랍니다.

2015년 1월 일본 의학영어교육학회 이사장
일본 뇌신경외과 동시통역단 단장
岡山(오꾸야마) 대학대학원 뇌신경 외과 교수

伊達 勳

차 례

Chapter 1 등록 registration

Chapter 2 연제발표 presentation

Chapter 1

등록

registration

사전 등록을 해둔 경우

사전 등록을 해둔 경우는 당일 접수에서 자신의 이름과 사전 등록을 했다는 것만 알리면 된다. 최근에는 스스로 단말기를 조작하는 무인 등록기(self registration kiosk)가 설치되어 있는 곳도 많으므로 그쪽을 이용해도 된다.

사전 등록을 했습니다.

I'm pre-registered.

I'm pre-registered for this conference.

이것이 등록증입니다.

Here's my certificate of registration.

초록집을 추가로 한권 더 구입할수 있습니까?

Can I get another copy of the abstracts?

어휘 register 등록하다 conference 회의
Here is ... 이것이 ~ 입니다.
Certificate 증명서
Abstracts 초록

현장 등록을 하는 경우

현장 등록을 하는 경우는 On-site registration 창구에서 등록비 (registration fee)를 지불하고 이름표와 초록집 등을 받게 된다. 도시락 쿠폰이나 공공 교통기관 free pass를 주는 경우도 있으므로 버리지 않도록 한다.

안녕하세요. 여기가 현장 등록하는 곳인가요?

Hello, Is this the conference registration desk?

안녕하세요 현장 등록 하려고 합니다만.

Hi, I'm here to register for the conference.

____ 를 받을 수 있을까요?

May I have a ____ , please?

____ 의 예 이름표 name tag 초록집 copy of abstracts
영수증 receipt 도시락 쿠폰 lunch voucher

상급 표현

참가 증명서를 받을 수 있을까요?
Can I get a certificate of participation?

현장 등록비는 얼마입니까?
How much is the on-site registration fee?

연자로서 등록하는 경우

연자로서 참가하는 경우는 발표 회장이나 당일의 흐름을 확실하게 확인해두어야 한다. 당일 발표시간이 변경되는 경우도 있으므로 확인하는 것을 잊지 않도록 한다. 특히 첫날 첫 세션이나 최종일 세션은 주의가 필요하다.

연제의 최종 등록은 여기서 합니까?

Can I register my final presentation title here?

발표 시간은 예정대로입니까?

Have there been any changes to the presentation schedule?

Is my presentation going to start on schedule?

발표 회장은 어디입니까?

Where am I supposed to give my presentation?

How do I get to the presentation venue?

어휘 on schedule 예정대로 get to ... ~에 도착하다
venue 회장

상급 표현 회장에는 발표 얼마 전까지 가면 됩니까
How long before my presentation should I be at the venue?

연회 신청하기

연회(reception)은 귀중한 정보교환 장소이다. 발표회장에서 질문하는 것은 용기가 필요하지만 연회에서는 가볍게 질문할 수 있다. 아직 자리가 있는지(still available)라는 표현은 이런 경우에 사용한다.

여기서 연회의 참가 신청을 합니까?

Can I register for the reception here?

아직 연회의 좌석이 여유가 있습니까?

is it still possible to get a ticket for the reception?

Is there still space available at the reception?

연회 장소를 가르쳐 주십시요

Where is the reception venue?

연회는 몇시에 시작합니까?

What time does the reception start?

어휘 reception 연회 available/open 좌석이 있다.
venue 장소

상급 표현 연회에는 정장을 해야 합니까
Is the reception a black-tie event?

중식 세미나 신청하기

도시락을 먹으면서 일류 연자의 강의를 듣는 것이 가능한 중식 세미나(luncheon seminar)는 문자 그대로 좋은 기회이다. 인기 있는 세미나는 일찍 마감이 되므로 일찍 신청한다.

안녕하세요, 중식 세미나 참가 등록은 여기서 합니까?

Hello, is this the right place to register for the luncheon seminar?

중식 세미나 티켓은 얼마입니까?

How much is a ticket for the luncheon seminar?

중식 세미나 장소를 알려주십시오.

Could you tell me where the venue for the luncheon seminar is, please?

어휘 here to ... …를 하기 위해 오다 venue 장소

상급표현 사전 등록 하지 않아도 참가할 수 있습니까
Can I participate without pre-registration?

학회 후 여행 신청하기

대부분의 학회에서는 학술 대회의 기간에 참가할 수 있는 약간의 여행(excursion)이나 시내관광(city tour)가 준비되어 있다. 학회 참가자는 물론 가족들도 신청할 수 있으므로 관심있는 여정이 있는지 알아본다.

여행을 신청하고 싶습니다.

I'd like to register for the tour.

Where can I register for the optional tour?

학회 후 여행은 가족도 참가할 수 있습니까?

Can my family members also participate in the optional tour?

어휘 register 등록하다. post… …후의
participate …에 참가하다.

영수증 발행 부탁하기

학회 참가는 중요한 일의 하나이다. 귀국 후 보고서 작성이나 경비 정산이 기다리고 있다. 영수증 받는 것은 잊어버리거나 준비가 안되면 정산이 안되는 경우도 있으므로 필요한 사항을 정확히 전달한다.

영주증 발행을 부탁합니다.

May I have a receipt?

회계 처리(비용정산)에 필요합니다.

I need it for accounting purposes.

____ 앞으로 영수증을 발행해 주시기 바랍니다.

Could you issue a receipt made out to ____, please?

May I have a receipt made out to ____?

____ 이름을 해주시기 바랍니다.

Could you make it out to ____, please?

____의 예 대학명 university name
회사명 company name

상급 표현 연회 영수증은 별도로 해주십시요

Could you issue a separate receipt for the reception fee?

대회장 시설에 대해 질문하기

국제학회의 대회장은 대규모인 경우가 많고, 대회장 내부도 미로처럼 되어 있으므로 장소를 묻는 표현은 필수이다. 안내소(information booth) 외에 "Ask me" 라고 쓰여진 티셔츠를 입은 안내원도 있다.

▭ 는 어느쪽 입니까?

Could you tell me where ▭ is(are)?

▭ 로 가는 법을 알려주십시요

Could you tell me how to get to the ▭ ?

▭ 까지 가는 가장 가까운 길을 알려주시기 바랍니다.

Could you show me how to get to the nearest ▭ ?

▭ 의 예 종합 등록장소 the main reception
음료수 코너 the beverage corner
자동판매기 vending machines
화장실 the toilet 연자 휴게실 the presenter's lounge
비서실 the clock room 여행안내 the tour desk
기계전시 medical equipment display

▭ 의 예 정거장(역) station 택시 승강장 taxi stand
버스 정거장 bus stop 공항 airport

취소하기

여기서는 급한 용무 또는 몸이 불편해서 발표나 예약을 취소할 때 사용하는 표현을 공부한다. 발표나 연회예약을 취소하는 경우는 Sorry for the inconvenience 등의 사과하는 표현을 잊지 않도록 한다. 연락 없이 참석하지 않는 것은(no show) 절대로 안된다.

몸이 불편해서 연회예약을 취소하겠습니다.

I'm afraid I'm not feeling too well, so I'd like to cancel my booking for the reception.

급한 일이 생겨서 내일 발표는 할 수 없게 되었습니다.

Some urgent business has come up, so I'm afraid I have to cancel my presentation tomorrow.

중식 세미나 예약을 취소할 수 있습니까?

Can I cancel my booking for the luncheon seminar?

어휘 booking 예약 urgent business 급한 용무

상급 표현 예기치 못한 사건이 생겨서 학회에 참가할 수 없게 되었는데 환불 받을 수 있습니까

I can't attend the conference due to unforeseen event. Is it possible to get a refund?

컴퓨터 관련 질문하기

발표에 사용할 데이터(presentation data)를 직전에 바꾸고 싶을 때(update) 사용하는 표현이다. 인터넷 접속이 가능한 대회장이라면 그 자리에서 데이터를 받는다던지 변경하는 것도 가능하다.

데이터를 바꾸고 싶습니다만..

I need to update my presentation data.

Would it be possible to update my presentation data?

＿＿ 하려고 하는데 컴퓨터를 빌려주실 수 있습니까?

Could I borrow a computer to ＿＿ ?

어디에서 인터넷에 접속할 수 있습니까

Where can I get an Internet connection?

Is there anywhere where I can access the Internet?

＿＿ 의 예 데이터의 수정 correct the presentation data
메일 확인 check my mail

상급 표현 Wi-Fi용 ID와 패스워드를 가르쳐 주십시요.
Could I have the Wi-Fi username and password?

발표 중에 외부 사이트에 접근이 가능합니까
Will I be able to access external sites during my presentation?

발표 장비 확인하기

처음으로 대회장에서 발표할 때는 필요한 장비가 준비되어 있는지 사전에 확인해 두는 것이 중요하다. 전원(power outlet)이나 전선(connecting cable) 같은 단어는 간단하지만 의외로 익숙하지 않다.

연자석은 어디입니까?

Where does the presenter sit?

컴퓨터 전원은 어디에 있습니까?

Where is the power outlet for my computer?

컴퓨터를 2대 사용할 수 있습니까?

Can I use two computers?

포인터는 있습니까?

Do you have a pointer?

어휘 power outlet 전원
pointer(point stick, laser pointer) 포인터

상급 표현 Mac 용의 케이블은 있습니까
Do you have a connecting cable for a Mac?

배포 자료에 대해 질문하기

발표의 요지나 중요데이터(key data), 배포 자료(handouts)는 아주 편리하다. 학회에 따라 입구에 비치할 수 있는 장소가 마련되어 있기도 하지만 어떤 경우는 담당직원이 나누어 주는 경우도 있으므로 확인해 본다.

배포 자료는 어디에 두는 것이 좋습니까?

Where should I put the handouts?

발표 중에 배포 자료를 나누어 주실 수 있으십니까?

Is is possible to have the handouts distributed during my presentation?

배포 자료를 나누어 주시기 바랍니다.

Please see to it that the handnouts are distributed.

Distribute 나누어 See to it that ... —하도록 부탁하다.

상급 표현 남는 것은 발표 후에 돌려주십시요

Could you return any leftover handouts to me afterwards, please?

슬라이드 진행 조작을 확인하기

발표 중에 포인터나 슬라이드 조작의 말썽은 발표자에게는 악몽이 된다. 만약 트라블이 있어도 다음과 같은 문장을 기억해 두면 문제가 없다. 침착하게 대처하도록 한다.

포인터가 준비되어 있습니까?

Do you have a pointer I could use?

이 버튼을 누르면 됩니까?

I assume pressing this button turns it on?

다음 슬라이드로 진행하려면 어떻게 해야 됩니까?

How do I advance the slides?

어휘 pointing stick, laser pointer 포인터

Chapter 2

연제발표

presentation

첫 인사하기

어떤 학회던지 인사부터 시작하는 것은 변함이 없으므로 기본적인 문장을 기억해 둔다. 또한 인사를 할 때는 좌장으로부터 소개받은 것(introduction)에 대한 감사인사도 하면 완벽하다.

학회 회원 여러분 안녕하십니까?

Good morning, ladies and gentlemen.

Good morning, distinguished colleagues.

좌장 선생님 소개해주셔서 감사합니다.

Thank you for your kind introduction, Mr. Chairperson.

Let me first thank the chairperson for his very kind remarks.

어휘 distinguished 유명한 colleagues 동료
introduction 소개 remark 언급하는 것
chairperson(=moderator) 좌장

상급표현 오늘 여기서 발표할 기회를 갖게 되어 대단히 영광입니다.
It's an honor for me to have the opportunity to give this presentation here today.

발표 주제 말하기

여기 있는 문장은 (인사하고 본 내용으로 넘어가는)데 필요하다. 연제의 내용은 초록에 적혀 있지만 역시 본 내용으로 들어가기 전에 "~에 대해 말씀 드리겠습니다." 라고 말하는 것이 필요하다. 연제의 내용(topic)을 확실히 일깨워주게 된다.

오늘은 ＿＿ 에 대해 발표하겠습니다.

- Today, I'd like to talk about ＿＿ .
- My presentation today concerns ＿＿ .
- The subject of this presentation is ＿＿ .

우리들은 ＿＿ 에 대해 연구하고 있습니다.

- Our present study is focused on ＿＿ .
- We have been involved in the study of ＿＿ .

＿＿ 의 예 PTSD의 연구 research into PTSD
식도의 재건 esophageal reconstruction
고혈당의 치료 the treatment of hyperglycemia

어휘 concern... ~를 테마로 하다.
focused on... ~에 중점을 두다.

발표 시작하기

여기서 소개하는 것은 책으로 말하면 목차나 장(chapter)의 제목에 해당하는 표현이다. 발표의 개요(outline) 등을 슬라이드로 제시하면서 말하는 것이 좋을 것이다.

우선 ~에 대해 말씀 드리겠습니다.

First, let me talk about…

~에 대해 발표 하겠습니다.

I'd like to report on our research into … .

I'm going to talk about … .

The theme I want to discuss today is … .

상급 표현

그럼 발표를 시작하겠습니다.
Let's get the ball rolling.

우선 오늘 말씀 드릴 내용의 개요를 보여드리겠습니다.
First, I'd like to give you an outline of what I'm going to discuss today.

연구의 배경 문제점 제시하기

연구 성과를 보고하는 학회에서의 발표는 드라마로 말하면 클라이맥스이다. 하지만 지금까지의 경위를 모르는 사람이 갑자기 최종 결과를 접하게 되기도 한다. 배경 설명은 (이전 연구결과 까지의 줄거리)이다. 경위, 현상, 과제 등을 간결하게 정리해준다.

~에 대해서 지금까지의 연구를 간단히 정리해 보겠습니다.

Let me give you a brief summary of past studies on … .

To give you some background, let's review what previous studies have found about … .

이 질환에 대해서는 ~가 가장 중요한 치료법입니다.

… is the first-line therapy for this disease.

~에 대해서는 확실하지 않은 점이 많이 남아있습니다.

Regarding … , there are quite a few issues that are still unclear.

어휘 brief 간결한 first-line 가장 좋은
regarding … ~에 대해서는

상급 표현 지금까지 ~라고 보고되어 있습니다.
It's been reported that … .
현재의 치료법으로서는 ~라는 점이 문제가 되고 있습니다.
One of the problems of the current therapy for this disease is … .

연구목적 설명하기

연구 목적의 설명은 도입부(introduction)를 마무리하는 부분이다.

이 연구에서는 ~를 분명히 하는 것을 목적으로 했습니다.

The purpose of this study was to clarify … .

우리들은 ~의 임상 응용이 가능한지를 모색하고자 했습니다.

Our purpose was to explore the possible clinical applications of … .

우리들의 연구는 ~에 관한 것입니다.

The focus of our research concerns … .

We conducted our research with a particular focus on … .

어휘 clarify(= elucidate) 명백하게 하다.
concern … ~에 관한 것이다. conduct 실시하다.
Particular 특정한

연구의 타입이나 프로토콜 제시하기

연구의 타입이나 프로토콜을 설명할 때 사용하는 표현이다. 영어에는 '~을 한다, 실시한다' 라는 표현이 많이 있지만 '연구를 한다' 고 할 때는 conduct를 사용하는 것이 가장 적당하다.

본 연구는 ~를 대상으로 하는 ____ 입니다.

This is a ____ conducted on a target group consisting of ... .

본 연구는 ____ 에 의해 시행되었습니다

We chose to conduct a ____ for the purpose of this research.

We conducted this research by means of a ____.

이것이 연구의 protocol 입니다.

Our research protocol is presented here.

Shown here is the protocol for our research.

____ 의 예 코호트 연구(전향 연구) cohort study
역사적 코호트 연구(후향 연구) historical cohort study
증례 비교 연구(후향 연구) case-control study
전후 비교 연구 before-after study
무작위 대조군 연구 randomized controlled trial

상급 표현 이 것이 우리 연구 프로토콜의 개요입니다.
This is the schema of our research protocol.

연구방법 설명하기

구체적인 연구방법 설명에 대한 것이다. 검사법이나 분류법 등 한가지 한가지 조작이나 평가의 구체적인(방법)은 method, 전체적인 순서나 접근법은 methodology이다.

본 연구에서는 ▭를 채택했습니다.

We adopted ▭ as research method.

We used the methodology of ▭ to conduct our research.

대상그룹은 ~명으로 구성되어 있습니다.

The target group consisted of… peoples.

~라는 새로운 방법을 개발했습니다.

We have developed a new methodology we call… .

▭의 예 코호트 연구(전방 연구) cohort study
역사적 코호트 연구(후향 연구) historical cohort study
증례 비교 연구(후향 연구) case-control study
전후 비교 연구 before-after study
무작위 대조군 연구 randomized controlled trial

어휘 adopt 채택하다 methodology 방법론
consisted of… ~로 구성되다

증례 제시하기

증례 보고(case report)에서는 환자의 연령이나 기왕력 등의 배경을 명시해야 된다. 특히 구두로 설명하거나 주의환기가 필요하다면 슬라이드로 제시하는 것도 좋다.

60세 남성이 ~를 이유로 진료를 받았습니다.

A 60-year-old man presented with … .

▭는 다음과 같습니다.

His ▭ is as follows.

환부의 사진을 보시기 바랍니다.

Please take a look at these photo(s) of the affected area.

▭의 예 가족력 family history 기왕력 medical history
투약 경력 medication history
수술 병력 history of surgery

어휘 as follows 다음과 같다

연구 그룹에 대한 설명

그룹간 대조 연구(group control study)에 있어서 무엇과 무엇을 비교한 것인지를 설명하는 표현이다. 즉 임상 시험에서는(군)을 표시하는 용어로서 group 이외에 arm이라는 용어도 자주 사용된다.

대조군으로서 ~를 사용했습니다.

We used... as the control group.

한편 시험군은 ~입니다.

In contrast, the experimental group consisted of... .

대조군과 실험군의 자세한 부분은 슬라이드를 보아 주십시요

Details of the control and experimental groups are given in this slide.

어휘 in contrast 대조적으로 consisted of... ~로 구성되다.
details of... ~의 자세한 부분

통계 처리에 대한 표현

통계처리의 설명이 애매하면 한번에 발표의 신뢰성이 저하되고 만다. 특히 같은 분야의 라이벌 연구자들은 간과하지 않는다. 예리한 질문이 날라와서 당황하지 않도록 확실하게 방위선을 치도록 하자.

통계 분석은 ＿＿＿ 을 사용했습니다.

＿＿＿ was used for statistical analysis.

We used ＿＿＿ for statistical analysis.

통계 전문가에게도 의견을 구했습니다.

We also sought advice from experts on statistics.

편견(바이어스)가 생기지 않도록 신중하게 시행했습니다.

We took every possible step to guard against bias.

＿＿＿의 예 T-검정 t-test

X^2 검정 chi-squared test

다변량 해석 multivariate statistics

연구 결과 발표하기

드디어 결과의 발표이다. 청중들은 슬라이드에 주목하고 있으므로 간단한 말로 포인트를 설명하는 것이 효과적이다. Interestingly 또는 clearly 같은 인상적인 단어를 잘 사용하여 결과를 강조한다.

결과를 보여드리겠습니다.

Let me show you the results.

대단히 흥미있는 결과를 얻었습니다.

The results were very interesting indeed.

결과로서 ~가 인정되었습니다.

The end result was that... .

이 그래프는 ~을 의미합니다.

The graph shows that... .

이 표는 ~를 분명히 하고 있습니다.

The table clearly shows that... .

어휘 end result 최종 결과 signify 의미하다

상급 표현 결과가 어떻게 되었다고 생각하십니까?
How do you think the results were?
양군간에 통계적으로 유의미한 차이는 없었습니다.
We found a statistically significant difference between the two groups.

도출된 결론을 설명하기

We conclude라는 직설적인 표현을 하지 말고 We can conclude나 This research shows 등의 표현을 사용함으로써 억지 해석이 아니고 (당연한 귀결로서 도출된 결론)이라는 인상을 주는 효과가 있다.

이 연구의 결론으로서 ~라고 말할 수 있습니다.

From this research, we can conclude that… .

결론으로서 이 연구는 ~을 밝힐 수 있었습니다.

In conclusion, this research clearly shows that… .

이 연구로부터 다음과 같은 결론을 얻을 수 있었습니다.

The evidence of this research leads to the following conclusion:

We drew the following conclusion from this research:

어휘 conclude 결론을 내리다. in conclusion 결론으로
lead to… ~로 이어지다. following 다음의

증례 설명하기

증례의 소견이나 진단 치료경과 등을 설명하는 표현이다. 자주 사용하는 key라는 단어에 이어지는 전치사는 (진단에 이르는 포인트)라는 경우에는 key to(일련의 검사소견 중에서의 포인트)를 라는 경우에는 key of가 된다.

＿＿ 로부터 ~로 진단하였습니다.

On the basis of ＿＿, we diagnosed... .

진단 포인트는 ＿＿ 입니다.

The key to the diagnosis was ＿＿.

＿＿ was the major determinant of the diagnosis.

수술은 ~를 이용해서 했습니다.

The surgery was performed with... .

We used... to perform the surgery.

＿＿ 의 예 임상 경과와 영상 소견 the patient's clinical history and imaging findings
혈액검사 a blood test
뇨검사 a urine test 초음파 검사 an ultrasonography

상급 표현 처치는 ~하지 않도록 신중하게 시행했습니다.
We performed the procedure with great care not to... .

연구 결과의 포인트를 말하기

연구결과의 포인트는 조목 별로 정리하여, 그 슬라이드를 제시하면서 이런 문장을 사용하여 설명한다. Take home message와 자주 사용되는 문장의 하나이다. 잘 사용해 보도록 한다.

이 연구의 핵심 포인트는 ~입니다.

The key finding of this research is that… .

이 연구에서 중요한 것은 ~입니다.

The take-home message of this research is that… .

이 연구의 결론으로서는 ~라는 것이 분명한 사실입니다.

This research highlights the fact that…

어휘 key findings 핵심 포인트
take-home message 중요한 것
highlight 강조하다.

연구 결과의 포인트를 반복하기

특히 강조하고 싶은 포인트는 반복해서 흥미를 유발하게 한다. 그런 경우는 아무렇지도 않은 듯이 그냥 반복하는 것이 아니라 반복해서 말한다는 것을 강조하는 것이 더 중요성을 전달하는 방법이 된다.

앞에서도 말씀 드렸지만(반복해서 말씀 드리지만),

As I pointed out earlier…

At the risk of repeating myself…

더욱 더 강조하고 싶은 것은 ~입니다.

The most important message is that…

Let me emphasize again that …

다시 한번 강조하고 싶은 것은 ~

What I want to emphasize most is that…

어휘 pointed out 지적하다.
at the risk of… ~의 위험을 무릅쓰고
emphasize 강조하다. indicative of… ~를 나타내다.

상급 표현 이 데이터는 부분적 개선을 의미합니다.
These data are indicative of partial improvement.

의문형을 사용하여 강조하기

발표 중에 의문형을 사용하여 청중들에게 질문을 하는 것은 발표에 리듬을 만들어서 청중들의 주의를 끄는 고급 테크닉이다. 특히 강조하고 싶은 포인트를 사용해 보자. 약간 졸린 오후 세션에서도 해볼만하다.

이 데이터는 무엇을 의미하는 것 같습니까?

And what do these data signify?

And what do these data reveal?

(위에서 계속하여) ~라는 것입니다.

They signify that… .

이 정도의 치료 효과가 다른 치료법으로도 기대할 수 있습니까?

Could any other therapy have produced such a remarkable outcome?

어휘 signify 의미하다. reveal 분명히 하다.
remarkable 주목할 만한 outcome 결과

발표의 요점 정리하기

발표의 마지막은 요점(summary)를 간결하게 정리하고 끝낸다. 시간이 부족한 경우도 있으므로 슬라이드를 준비해 두는 것이 좋다. 시간이 있으면 그것을 읽으면서 조절할 수 있다.

본 연구의 요점을 나타냅니다.

Here is a summary of our research.

이것이 이 연구의 요점을 정리한 것입니다.

Let me summarize the main points of our research.

발표를 정리하면 ~가 됩니다

I'd like to sum up the research as follows... .

Let me sum up my presentation as follows... .

어휘 summarize/sum up 요약하다. as follows 다음과 같다.

자세한 내용을 생략할 때의 표현

여기에 소개하는 것은 시간 관계로 일부 슬라이드나 상세한 설명을 생략할 때 사용하는 문장이다. 가능하면 이런 문장을 사용하지 않도록 철저히 사전 준비를 해두어야 한다.

남은 시간이 별로 없습니다.

- My time is nearly up.
- I think it's about time to wrap this up.

시간이 없으므로 상세한 설명은 생략하겠습니다.

- Since we are short on time, I'm not going to go into the details.

이 슬라이드가 마지막입니다.

- This is the last slide.

슬라이들 몇 개를 생략하겠습니다.

- I'll just skip a few slides.

어휘 nearly 거의 wrap up 정리하다.
short on (of) time 시간이 없다. skip 넘어가다.

상급 표현 시간이 거의 다 되었기 때문에 결론 슬라이드로 넘어가겠습니다.
Time is almost up, so let's look at the summary slide.

감사의 말을 하며 발표 끝내기

발표를 끝낼 때 쓰는 정해진 문장이다. 청중이나 좌장에게 감사 말씀을 자연스럽게 할 수 있으면 이미 학회 발표는 상급자가 된 것이다.

이것으로 발표를 마치겠습니다.

That concludes my presentation.

발표는 이상과 같습니다.

That's all for today.

잘 들어주셔서 감사합니다.

Thank you for your attention.

들어주신 여러분께 감사 드립니다.

I'd like to thank you for your attention.

어휘 conclude 결론을 내리다.

상급 표현 발표 기회를 가지게 되어 감사합니다.
I'm grateful to have had this opportunity to speak to you.

협력자에게 감사 표현하기

마지막에 연구 협력자에게 감사 인사를 하는 것을 잊지 않도록 한다. 협력자가 많은 경우 말로 하기에 시간이 없는 경우는 슬라이드를 비추는 것으로도 괜찮다.

이 연구는 ~의 협력으로 시행 되었습니다.

This research was conducted with the cooperation of ____ .

These results were made possible by the cooperation of... .

마지막으로 ____ 에게 감사의 뜻을 표합니다.

Lastly, I'd like to thank ____ for his/her/their cooperation.

____ 의 예 Rodriguez 교수 Professor Rodriguez
JICA 연구소 JICA laboratory
보스턴 대학의학 연구 그룹 Boston University Medical Research Group

어휘 with the cooperation of... ~의 협력으로
lastly 마지막으로

질문 받기

보통 질의 응답의 진행은 좌장이 하지만 교육 세미나 등에서는 연자 자신이 진행을 겸해야 되는 경우도 있다. 여기 있는 표현은 그런 경우를 위해 기억해두면 좋은 문장이다.

질문이 있으면 질문 받겠습니다.

- Do you have any questions?
- If you have any questions, please feel free to ask.
- I'll take questions now.

~에 관해서 의견이 있으신 분 계십니까?

- Do any of you have comments on… ?

어휘 feel free to 거리낌 없이

상급 표현 ~에 대해 분명하지 않은 점이 있습니까?
Is there anything you're unclear about regarding…?

조명에 관한 지시하기

대회장의 조명이 너무 밝아서 슬라이드가 잘 보이지 않거나, 너무 어두워서 질의 응답 시에 질문자의 얼굴이 보이지 않을 때는 부담 없이 조명에 관한 부탁을 한다. 방 전체 조명은 lights라고 복수형이 된다.

조금 더 밝게 해주십시오.

Could you turn up the lights a little, please?

조금 어둡게 해주십시오.

Could you dim the lights a little, please?

조명을 켜 주십시오.

Please turn on the lights.

조명을 꺼 주십시오.

Please turn off the lights.

어휘 turn up (빛의 양이나 소리의 크기를) 올리다.
Dim 빛을 어둡게 하다.
turn on 조명 등을 켜다. turn off 조명 등을 끄다.

상급표현 그 정도면 좋습니다.
That's good enough, thank you.

다른 말(표현)로 바꾸기

훌륭한 연자의 제1조건은 알기 쉽게 말하는 것이다. 일반적이 아닌 병태나 현상을 알기 쉽게 바꾸어 말하도록 한다. 또한 여러 전문용어나 약어의 의미를 설명하는 표현도 필수적이다.

간단히 말하면 ~입니다.

In short, ...

Simply put, ...

다른 말로 하면 ~,

In other words, ...

ING 는 ~을 말한다.

ING stands for... .

ING means... .

VEGF는 ~의 약자이다.

VEGF is an abbreviation of... .

어휘 abbreviation of... ~의 약어

상급 표현 간단히 ~라고도 할 수 있습니다

Or you can simply say, ...

본 연구에서는 이 현상을 ~라고 정의했습니다.

For the purpose of our research, we define this phenomenon as... .

틀린 것 바로 잡기

초록(abstract) 이나 발표 슬라이드 중의 철자가 틀리는 경우는 자주 있다. 틀린 것이 신경에 쓰이면 침착하게 정정하자. 발표 중의 말 실수도 마찬가지이다.

정정할 것이 있습니다.

I have a correction to make.

A라고 했습니다만 B로 정정합니다.

I said A, but I should have said B instead.

앞에 말씀 드린 것을 ~로 정정합니다.

I'd like to amend my previous statement to… .

잘못을 사과 드립니다.

I apologize for the error.

어휘 instead 대신에 amend 수정하다.
apologize for… ~사과하다.

상급 표현 B라고 한 것은 A로 바꾸겠습니다.
B was an error and should be replaced by A.

발표 전체 양상을 설명하기

이행(transition)은 (연결)이 되는 문장이다. 여기서는 우선 발표의 대강을 설명할 때 사용되는 표현을 소개한다.

오늘은 크게 다음 3항목에 대해서 설명하겠습니다.

Today I'm going to touch on the following three areas.

처음에 ~에 대해 말씀 드리겠습니다.

First, I'll talk about… .

이어서 ~에 대해 말씀 드리겠습니다.

Then I'll move on to… .

마지막으로 ~에 대해 말씀 드리겠습니다.

And in conclusion, I'll discuss… .

어휘 first 처음에 then 이어서
move on to… ~로 이동하다/넘어가다.
in conclusion 마지막으로

상급 표현 오늘을 다음과 같은 순서로 발표하겠습니다.
I'm going to present my discussion in the following order.

슬라이드로 데이터 설명하기

다음은 연구 데이터를 슬라이드로 제시 할 때 사용하는 표현이다. 그래프(graph), 표(table), 도식(schema) 이라는 기본적인 도표의 명칭도 함께 기억해 두자.

슬라이드로 데이터를 보여드리겠습니다.

I'm going to present the data using slides.

이 슬라이드를 보십시오.

Please take a look at this slide.

다음 슬라이드를 보십시오.

Now, please look at the next slide.

이 ______ 는 ~을 분명히 하고 있습니다.

This ______ makes it quite clear that … .

______ 의 예 그래프 graph 표 table 도식 schema

어휘 take a look at… ~를 보다.

상급표현 슬라이드를 주목해 주십시오.
Could you please direct your attention to the slide?

슬라이드 안으로 시선을 유도하기 ①

한 장의 슬라이드 안에 보았으면 하는 포인트로 시선을 유도하는 표현이다. 그럴 때 설명은 포인터를 조작해 가면서 시행하는 경우가 많으므로 원고를 보지 않고 반사적으로 상하 좌우 등을 가리켜가면서 할 수 있을 정도로 연습한다.

오른쪽 도표를 보시기 바랍니다.

Please look at the figure on the right.

좌우 그래프를 보아 주십시오.

I'd like you to take a good look at the graph at the bottom left.

좌우 표를 비교해 주십시오.

Compare the table on the left with the one on the right.

어휘 take a look at... ~를 보다. at the bottom ~아래에 있다.
compare A with B A와 B를 비교하다.

슬라이드 안으로 시선을 유도하기 ②

슬라이드 안에서 시선을 유도할 때 사용하는 표현의 상급편이다. [위로부터 최근 순서로(with the latest at the top)], [연대순으로(chronologically)] 같은 표현도 사용할 수 있으면 완벽하다.

증례를 위에서부터 최신 순으로 정리하겠습니다.

The cases are listed chronologically, with the latest at the top.

다음으로 슬라이드의 오른쪽 위를 보십시오

Next, I'd like you to look at the illustration in the upper right corner.

그 아래는 ~을 표시하고 있습니다.

The figure below that one shows... .

어휘 chronologically 연대순으로 latest 최근의
in the corner 모서리에 below 아래

상급 표현 이 삽화는 이 부분을 확대한 것 입니다.
This inset is a blow-up of this section.

슬라이드로 관심을 유도하기

디지털 슬라이드가 없던 시절에는 연자가 다음 슬라이드 next slide, please라고 말하면 슬라이드를 쳐다보곤 하였다. 지금은 그런 말이 필요 없어지게 되었지만 그런 청중들의 주의를 환기시키는 표현이 필요하다.

다음 슬라이드로 넘어가겠습니다.

Let's go on to the next slide.

앞의 슬라이드로 돌아가겠습니다.

Let me go back to the previous slide.

처음 슬라이드로 돌아가겠습니다.

Let's return to the first slide.

어휘 previous 이전의 go back/return 돌아가다.

상급 표현 슬라이드 몇 장을 넘어가겠습니다.
I'm going to skip a few slides.

유인물로 관심을 유도하기

유인물(handout)이 있는 경우는 나누어주는 것으로 그치지 말고 발표와 연결해서 활용하자. 특히 슬라이드에서는 너무 세밀해서 보기 어려운 데이터 등은 유인물이 있으면 좋다.

앞에 있는 유인물을 보아주십시오.

Please take a look at the handout in front of you.

자세한 것은 유인물 3쪽에 있습니다.

The details are on page 3 of the handout.

Page 3 of the handout shows the details.

모든 자료는 유인물에 정리되어 있습니다.

The handout gives you all the relevant data.

어휘 take a look at... ~을 보다. handout 유인물
relevant 관련된

상급 표현 유인물 오른쪽 위에 있는 사진을 보시기 바랍니다.
Please refer to the photo in the top right corner of the handout.

다음 토픽으로 넘어가기

다음 토픽으로 넘어갈 때 사용하는 문장이다. 앞의 발표에서 전체적인 윤곽을 설명(p.40) 한 경우는 next topic 대신에 second topic, third topic과 같은 표현을 사용해도 괜찮다.

다음 토픽으로 넘어가겠습니다.

Let's move on to the next topic.

다음은 ~에 대해 말씀 드리겠습니다.

Next, I'd like to discuss... .

이어서 ~에 대한 토픽으로 넘어가겠습니다.

Let's follow this up with the topic of... .

어휘 move on to... ~으로 넘어가다.
follow this up with... 계속해서 ~하다.

상급 표현 질문이 없으시면 다음 토픽으로 넘어가겠습니다.
If you have no questions, I'd like to move on to the next topic.

Chapter 3

질의응답

Q & A

자기소개하기

발표 후 질의 응답 시 연자에게 질문할 때는 먼저 자기 소개를 하는 것이 예의이다. 여러 분야의 참가자가 모이는 학회라면 이름과 소속뿐만 아니라 전문영역에 대해서도 한마디 첨가하는 것이 좋다.

○○대학의 ~입니다.

My name is…, and I'm from ○○ university.

~라고 합니다. ○○대학에서 일하고 있습니다.

My name is… . I'm a faculty member of ○○ university

~라고 합니다. 나는 ▭ 분야의 전문의입니다.

My name is… I'm specialist in the field of ▭ .

My name is… , and I'm a(n) ▭

▭ 의 예 심장학 cardiology 피부과학 dermatology
내과학 internal medicine 안과학 ophthalmology

▭ 의 예 심장전문의 cardiologist
피부과 전문의 dermatologist
내과전문의 specialist in internal medicine
안과전문의 ophthalmologist

발표에 찬사 보내기

훌륭한 발표에는 우선 찬사를 보낸다. 긍정적인 임상시험 성적을 발표했다면 축하한다고 말해도 좋다.

발표에 감명받았습니다.

I was impressed by your presentation.

I must say your presentation was very impressive.

[ ] 발표 감사합니다.

Thank you for your [ ] presentation.

I'd like to thank you for your [ ] presentation.

[ ]의 예 훌륭한 brilliant 유익한 informative
자극적인 inspiring 매력적인 fascinating

어휘 impressed by... ~에 감명받다.

간단히 코멘트 하기

질의 응답 시 발언하는 경우 지금부터 발언하는 내용이 질문인지 코멘트인지, 무엇에 대한 코멘트(또는 질문)인지 명확하게 이야기 한다. 예를 들면 연자의 주장과 다른 의견이라도 완곡한 표현은 필요하지 않다.

      에 대해 코멘트 하겠습니다.

I'd like to comment on… .

I have a comment on… .

저는 ~라고 생각합니다.

I think that… .

제 의견은 ~입니다.

In my opinion, …

어휘 comment on… ~에 대해 코멘트 한다.

상급 표현 나는 ~라고 생각합니다만 어떨습니까?
I would think that… . Could I ask your view on that?

간단히 질문하기

질문하는 경우도 코멘트 하는 경우와 마찬가지로 ① 질문이라는 것 ② 무엇에 대한 질문인지의 2가지를 명확하게 한다. 상급 표현의 2가지 예문은 의문의 근거가 되는 증거가 있는 경우 사용되는 표현이다.

질문해도 됩니까?

May I ask a question?

~에 대해 질문이 있습니다.

I have a question about… .

~에 대해 가르쳐 주십시오.

Could you tell me about…?

상급 표현

다른 연구에 의하면~

According to another study, …

다른 연구 결과와 비교해 보면~

If you compare these results with those of another study, …

발표에 동의하기

연자의 의견에 찬성하는 것을 나타내는 표현이다. 정도를 나타내는 부사와 함께 쓰면, 완전히 동의한다(totally support your view), 거의 동의한다(almost the same opinion), 부분적으로 동의한다(partially agree) 등으로 표현한다.

~에 대해서 저도 찬성합니다.

I support your view on… .

I'm of the same opinion as you regarding… .

I agree with you on… .

저도 ~에는 동감입니다.

I feel the same way about… .

어휘 support …'s view ~의 견해에 동의한다.
The same way 동일하게

상급 표현 그 발표에 동의하지만 ~에 대해서는 어떻게 생각하십니까?
I concur with the view you have presented, but what do you think about…?

다른 의견 피력하기

연자의 의견에 반대한다는 것을 표명하는 경우는 여기 있는 표현을 사용한다. 결과의 해석에 대한 합리성에 관한 설명이나 보충 데이터를 원하는 질문이 계속될 것으로 예상되므로 연자는 그것을 헤아려 질문을 들을 수 있어야 한다.

~에 대해서 납득할 수 없습니다.

I have a different take regarding… .

I'm not convinced about… .

나는 ~에는 반대합니다.

I can't agree with you about… .

나는 다른 의견을 가지고 있습니다.

I have a different view on the subject.

어휘 regarding… ~에 대해서 be convinced 납득하다.
different view on… ~에 대해 다른 견해

상급표현 미안하지만 반대의견을 말씀드리고 싶습니다.
With all due respect, I'd like to present a different view.

자세한 연구내용 질문하기

같은 분야의 연구자 발표에 대해서는 실험 방법이나 실험 프로토콜 등 상세한 부분에 관심이 간다. 여기서는 보다 자세한 부분에 대한 설명을 듣고 싶을 때 사용하는 표현을 소개한다. 자주 사용하는 표현이므로 잘 기억해 두자.

~에 대해서 더 자세히 설명해 주십시오.

Could you possibly explain a little more about ...?

Could you possibly say a little more about...?

~에 대해서는 어떻게 생각하십니까?

What do you think about...?

~에 대해 상세하게 설명해 주십시오.

Would you mind sharing a few details about...?

어휘 would you mind... ~해 주시지 않겠습니까?
share 공유하다.

상급표현 ~에 대해 더 자세히 설명해 주시면 감사하겠습니다.
I'd appreciate it if you could elaborate on... .

확실하지 않은 부분 질문하기

결과의 해석과정에 확실하지 않은 부분이 있거나 판단재료가 부족하다는 느낌이 들 때 질문하는 예이다. 대답을 듣고 납득할 수 있으면 잘 알겠습니다. 감사합니다(Thank you, I understand better now). 등으로 말한다.

~의 근거를 가르쳐 주십시오.

What is the basis of your claim that …?

~라는 주장의 뒷받침은 무엇입니까?

Do you have anything to back up your assertion that …?

근거가 있습니까?

Is there any evidence for that?

어휘 the basis of… ~의 근거 back up 뒷받침하다.
Assertion 주장하다.

상급표현 추가 데이터가 있습니까?
Do you have any additional data you can share with us?
보다 자세한 데이터를 가지고 계십니까?
Do you have any more detailed data?

다른 연구에 대해서 질문하기

같은 연구라도 결과가 상반되는 경우도 있다. 그 이유에 관한 견해는 청중들이 가장 듣고 싶어하는 것 중 하나다. 당연히 그런 질문이 나올 것은 연자도 예상하고 있다. '그런 질문이 나올 줄 알았다.' 라고 대답하는 것은 당연하다.

다른 연구와 차이가 있는 것에 대해 말씀해 주십시오.

Could you tell us how your research differs from other similar studies?

~의 연구에 대해서 어떻게 생각하십니까?

What do you think about the research on... ?

~에 대해 선생님의 의견을 듣고 싶습니다.

May I ask for your views on... ?

상급 표현

결과가 다른 연구에 대해서 코멘트 해주시겠습니까?

Could you comment on the studies that show different results from yours?

다른 연구에서는 다른 결과를 보이는데 어떻게 생각하십니까?

There are other studies that seem to show different results from yours. How do you think that happened?

질문을 다시 말하기

질문 의도를 연자에게 잘 전달하지 못했을 때 질문을 다시 말할 때 사용하는 표현이다. "제가 질문을 잘 하지 못한 것 같다"라고 말하지 말고 당당하게 말하자.

미안하지만 제가 듣고 싶은 질문은 ~입니다.

I'm sorry, but what I really wanted to ask was about… .

제가 말하고자 한 것은 ~입니다.

What I meant to say was… .

다시 말하면 질문의 의미는 ~입니다.

To rephrase, what I meant to ask you was… .

어휘 mean to… ~할 예정입니다. rephrase 바꾸어 말하다.

상급 표현 다시 말하면 ~에 대해서 알고 싶습니다.
In other words, what I'd like to know is about… .

여러가지 질문하기

흥미 있는 발표는 듣고 싶은 것도 많은 법이다. 단지 다른 질문자가 기다리고 있을 때는 질문을 2가지 정도만 하는 것이 예의이다.

질문이 여러 개 있는데 괜찮으십니까?

I have a few questions, if I may.

몇 가지 질문 드리겠습니다.

Let me ask you a few questions.

우선 ~에 대해 질문하겠습니다.

My first question is about... .

다음에 ~에 대해서 듣고 싶습니다.

Next, I'd like to hear your views on... .

어휘 a few 몇 개 if I may 괜찮다면

상급 표현 마지막으로 ~에 대한 당신의 코멘트에 감사 드립니다.
And lastly, I'd appreciate your comments on... .

발표내용 확인하기

발표 내용을 확인하거나 다시 설명을 원할 때 사용하는 표현이다. 분명히 못 들었거나 너무 빨라서 이해하지 못한 경우에는 (상급표현)처럼 excuse를 사용해서 말하면 좋다.

~에 대해 확실히 이해할 수 있도록 확인하게 해주십시오.

To make sure I understand correctly, could I ask you about… again?

~에 대해 한번 더 설명해 주십시오.

Could you explain… one more time?

A 에 대해 B라고 이해하면 되겠습니까?

Regarding A, am I correct in assuming B?

어휘 regarding… ~에 대해 assume 확인하다.

상급표현

미안하지만 ~에 대해 한번 더 설명해주시겠습니까?

I hate to be a bother, but could you explain… one more time?

미안합니다만 잘못들은 것 같습니다. ~인 것으로 생각해도 되겠습니까?

Sorry, but my attention may have slipped a little: is it your contention that… ?

질문에 감사 표현하기

청중들로 부터 질문을 받았을 때는 감사 표현을 한다. 특히 중요한 질문이나 (듣고 싶다)라고 생각한 질문을 받았을 때는 excellent나 vital 등의 표현을 사용해서 솔직하게 의사 표현을 한다.

질문해 주셔서 감사합니다.

Thank you for your question.

I appreciate your question.

좋은 질문입니다.

That is an excellent question.

중요한 질문을 해주셔서 감사합니다.

I'm glad you asked this vital question.

어휘 appreciate 고맙다. vital 중요하다.

상급 표현 중요한 포인트를 지적해주셔서 감사합니다.
Thank you for raising an important point.

질문을 반복해 달라고 요청하기

목소리가 작거나 마이크 상태가 나빠서 잘못 들었을 때는 "I can't hear you" 라고 말하고 말이 너무 빨라서 듣기 어려운 경우는 "I can't catch you" 라고 구별하여 말하는 것이 좋다.

질문을 한번 더 부탁합니다.

Could you possibly repeat the question?

Sorry, but could you say that again, please?

미안합니다. 잘 들리지 않습니다.

I'm sorry, but I couldn't hear you.

조금 더 천천히 말씀 해주시겠습니까?

Could you possibly speak a little slower?

어휘 Repeat 반복하다,

상급 표현 미안하지만 잘못 들었습니다. 다시 한번 말씀해 주십시오.
I'm afraid I couldn't hear you. What is the question again?

질문의 의미를 확인하기

질문의 의미를 잘 몰랐을 때는 "I didn't understand" 라고 말한다. "I can't understand" 라고 말하면 [나는 이해하지 못했다(≠당신이 말하는 것은 의미가 확실하지 않다)라는 의미가 되니 주의를 요한다.

그것은 ~라는 의미입니까?

Are you asking about… ?

Do you mean… ?

~에 대해서의 질문으로 이해해도 되겠습니까?

Do I understand you correctly in thinking that your question is about… ?

Would it be all right if I answer about… ?

어휘 correctly 정확하게

상급 표현 질문을 확실히 이해하지 못했는데 한번 더 말씀해 주십시오.
I'm afraid I didn't quite understand your question. Could you possibly ask it again?

질문 내용을 청중들에게 전달하기

장황한 질문이나 복잡한 질문을 들었을 때는 질문 내용을 요약한다거나 알기 쉽게 전달하고 답하는 것이 스마트하다. 청중들에게도 도움이 된다.

~에 대해서 질문 받았습니다.

You have just heard a question concerning... .

질문해 주신 ~에 대해서 대답하겠습니다.

Let me answer the question about... I just received.

~의 질문에 대해서 대답하겠습니다.

This is a question concerning... . Let me try to answer it this way.

어휘 concerning ~에 대해서 this way 이렇게

질문에 순서대로 답하기

한 사람에게서 여러 질문을 받은 경우 순서대로 대답하는 것이 기본이다. 다만 나중 질문을 먼저 대답하는 것이 처음 질문에 대답하기 쉬운 경우에는 (상급표현)의 예문처럼 나중 질문부터 대답하는 것도 괜찮다.

순서대로 대답하겠습니다.

Let me answer the question in order.

첫 번째 질문에 대한 것은 ~입니다.

The answer to the first question is... .

두 번째 질문에 대해서는 ~입니다.

As for the second question, my answer is... .

마지막 질문의 대답은 ~가 됩니다.

And my answer to the last question is... .

어휘 in order 순서대로

상급표현 두 번째 질문 부터 먼저 대답하겠습니다.
Let me address the second question first.
당신 질문에 모두 대답이 되었습니까
Does that answer all your questions?

발표의 의미를 다시 한번 전달하기

p.59에서는 발표 내용을 확인 한다거나 다시 설명을 구하는 질문자를 위한 표현을 소개했지만 여기서는 그런 질문을 받았을 때 발표의 의미를 오해하고 있다고 생각되는 질문을 받았을 때 사용하는 표현을 소개한다.

제 발표의 요지는 ~입니다.

My contention is… .

The point of my presentation is… .

제가 말하고자 하는 것은 ~

What I'm saying is that… .

다시 한번 제 발표의 요점을 말씀 드리겠습니다.

Let me recount the gist of my presentation.

어휘 contention 주장 recount 자세히 말하다.
gist of… ~의 요점

질문에 대답하기 ①
- 일반론으로 대답할 때 -

(a는 b다) 라고 단정하는 것은 근거가 약하고 (a는 b라고 생각한다)는 설득력이 없을 때에는 [일반적으로 말하면 A(a를 포함하는 개념)은 B(b를 포함하는 개념)이다.] 라고 말하면 견해의 타당성이 강조된다.

일반론으로 ~이다.

It's generally considered to be… .

It's generally accepted that… .

일반론으로 대답하면~

If I may speak in general terms, …

일반적으로 말하면.

Generally speaking…

어휘 generally 일반적으로
considered to be... ~라고 생각된다.
in general terms 일반론으로

질문에 대답하기 ②
- 확실한 증거가 있다고는 할 수 없을 때 -

절대 확실하다고는 말하지 못할 사항에 대해서는 확실하게 아니라는 견해를 밝힌다. 또한 확실한 증거를 얻기 위한 실험이나 시험을 수행 혹은 시행할 계획이 있는 경우는 그런 뜻을 추가하면 완벽하다.

확실하다고는 말할 수 없지만~

Although I can't say this with absolute certainty, …

앞으로의 연구가 필요하다.

Further studies are needed.

More evidence is required.

~라고 생각되지만 확실한 증거는 없습니다.

I'm theorizing that… , although there's no hard evidence as yet.

어휘 with absolute certainty 절대적으로 확실하게
theorize 이론을 제시하다.

상급 표현 ~는 확실한 증거가 없고 앞으로 검토가 필요하다.
As there's no concrete evidence of… , further studies are needed.

질문에 대답하기 ③
- 대답할 수 없을 때 -

검토되지 않았거나 데이터가 불충분한 사항에 대해 질문을 받았을 때의 표현을 소개한다. 첫 예문의 That is a tough question은 예기치 않은 질문을 받았을 때 생각을 정리할 때까지 연결하는 문장으로도 사용할 수 있다.

어려운 질문입니다.

That's a tough question.

미처 그 질문의 대답을 준비하지 못했습니다.

I'm afraid I'm not yet prepared to answer that question.

미안하지만 현 단계에서는 알 수 없습니다.

I'm afraid I can't answer that at this stage.

데이터가 부족하여 대답할 수 가 없습니다.

Our data are insufficient to give you a definite answer.

어휘 be prepare to... ~할 준비가 되어 있다.
I'm afraid... 유감스럽다. insufficient 불충분하다.
definite 명확한

상급 표현 ~에 대해서는 검토하지 못해서 대답할 수 없습니다.
I can't answer that because we have yet to examine ... .

질문에 대답하기 ④
-연구대상 외의 문제-

질문 내용이 애초 연구대상이 아닌 사항에 관한 것인 경우 대답하는 예이다. 그 영역을 전문으로 하는 동료나 지인이 청중석에 있다면 그쪽으로 넘겨도 좋을 것이다.

~는 나의 전문 범위가 아닙니다.

... is outside my area of specialty.

그것은 본 연구의 대상이 아닙니다.

That's not the subject of this study.

That's outsides the scope of this research.

~에 대해서는 연구대상이 아니므로 검토하지 않았습니다.

We have not examined... , because it falls outside the scope of our study.

어휘 outside... ~의 밖에 specialty 전문 분야
scope of... ~의 범위

질문에 대답하기 ⑤
- 시간이 없을 때 -

시간이 없을 때에는 포인트를 좁혀 대답할 수 밖에 없다. 별로 신경 쓰이지 않는 대답은 질문자에게 실례이므로 (상급표현)처럼 한마디하면 정중하게 된다.

아주 간단히 대답하면…

Allow me to answer very briefly.

중요한 점만 짧게 대답하겠습니다.

I'd like to address the essential points of your question.

Let me give you a short answer.

괜찮으시다면 이 세션 종료 후에 설명 드리겠습니다.

If you like, I'd be happy to give you an explanation after the session.

어휘 briefly 간단히 abbreviated 요약하여
I'm afraid… 유감스럽다

상급표현 미안하지만 시간이 없는 것 같습니다.
I'm sorry, but our time is up.
미안하지만 대답할 시간이 없습니다.
I'm afraid I have no time to answer your question.

질문에 대답하기 ⑥
- 질문에 동의할 수 없을 때 -

질문 중에는 그 전제가 되는 부분에 대한 이해가 연자와 분명히 다른 생각일 때가 있다. 그런 경우는 견해의 차이가 있다는 것을 확실히 전달한다. 또한 부분적으로 동의할 수 있는 경우는 첫 예문을 사용한다.

부분적으로 대답하겠습니다~

A partial answer to your question is that …

그 질문에 감사합니다만~

I appreciate your question, but…

그 질문에는 동의할 수 없는 부분도 있습니다.

I can't completely agree with the assumption you have made in your question.

어휘 partial 부분적으로 appreciate 감사하다
completely 완전히 assumption 견해

상급 표현 유감스럽지만 동의할 수 없습니다. 왜냐하면~
I'm afraid I don't concur with you, because…

질문에 대답하기 ⑦
- 설명을 보류하기 -

여기서는 질문에 대답을 보류할 때 사용하는 표현을 소개한다. 포인트는 '대답할 수 없다.'가 아니고 '대답을 준비하는 중이다.' 라는 뉘앙스로 대답한다.

그 질문은 조금 시간이 필요합니다.

I would need some time to respond to that question.

그 질문은 보류해 주시기 바랍니다.

I will have to put that question on hold, I'm afraid.

공교롭게도 데이터가 부족합니다.

I'm afraid our data are insufficient.

어휘 respond to… ~에 응답하다. put… on hold ~을 보류하다.
I'm afraid… 유감스럽게도 insufficient 불충분하다.

상급 표현 이번에는 대답을 유보해야 될 것 같습니다.
I'm afraid I must refrain from giving you an answer on… at this time.
~는 나중에 설명하겠습니다.
I'll give you an explanation on… later on.

정확하게 대답했는지 확인하기

마지막에 질문자를 바라보며 대답이 충분했는지 확인해보자. 또한 이런 문장은 대답은 "이상입니다." 라고 전달하고 발언을 마치는 사인으로도 사용할 수 있다.

그 질문에 대답이 되었습니까?

Does that answer your question?

Does this answer satisfy you?

Have I answered your question?

당신 질문에 대한 대답이 충분했기를 바랍니다.

I hope I have answered your question satisfactorily.

이 상의 설명으로 충분하십니까?

Does this explanation suffice?

어휘 satisfy 만족시키다. satisfactorily 만족스러운
suffice 충분하다.

대답을 끝내는 표현

질문의 대답은 이상으로 끝이다라는 것을 전달하는 표현이다. 수 초간 기다려서 다른 질문이 없으면 무사히 발표를 마친 것이다.

질문에 대답은 이상입니다.

That's all I can say in answer to your question.

That's my answer to your question.

다른 질문은 없습니까?

Do you have any other questions?

대답은 이상입니다만 괜찮으십니까?

And that's all. Does it answer your question?

상급 표현

~를 질문에 대한 대답으로 하겠습니다.

Let me refer you to... for an answer to your question.

Chapter 4

포스터 발표

poster presentation

발표하는 곳으로 청중들 초대하기

청중과의 거리가 가까운 포스터 발표는 일반적인 발표와는 다른 테크닉이 필요하다. 우선 주위 사람들에게 발표를 시작한다는 메시지를 던져 주위를 환기시킨다. 홈 파티의 주인이 된 것 같은 기분으로 손님=청중들을 발표에 초대한다.

지금부터 발표를 하겠습니다.

I'd like to start my poster presentation now.

주위로 모여주십시오

Please gather around.

주위를 기울여 들어주시기 바랍니다.

May I have your attention, please?

조금 가까이 와주시기 바랍니다.

Why don't you step a little closer?

어휘 gather around... ~주위로 모이다.
step closer 가까이 오다.
why don't you... ~해주시지 않겠습니까?

상급 표현 자세히 설명해드리겠습니다.
I'll be happy to explain in more detail if you like.

발표 도중에 발표에 초대하기

발표를 시작한 후에 모여드는 사람이나 흥미가 있어 발을 멈춘 사람들을 향해 하는 말이다. 해외 학회에서 포스터 발표하는 것을 관찰하면 연자는 자연스럽게 주위의 사람들을 향해 말을 거는 것을 자주 보게 된다. 한번 유사한 경험을 해보자.

나는 이미 프레젠테이션을 시작했습니다.

I've already started my presentation.

I'm in the middle of my presentation.

들어주시는 것을 환영합니다.

You're very welcome to listen.

도중이라도 아무 문제 없습니다.

There is no problem joining us halfway through.

어휘 in the middle of... ~의 도중
halfway through ~의 중간에

발표의 테마를 말하기

포스터 발표도 기본적인 흐름은 구연발표와 같다. 처음에 발표의 테마를 말해서 지금부터 말할 내용을 한번 확인하고 나서 발표를 시작한다.

지금부터 ~에 대해 발표하겠습니다.

I'm about to give a presentation on… .

그러면 ~에 대해 설명하겠습니다.

Let me talk about… .

이 연구는 ~에 대해서 조사한 것입니다.

The theme of this study is… .

We investigated… in this study.

어휘 be about to… 막 ~하려고 하다. investigate 연구하다.

상급 표현 ~에 대해 검토한 것을 보고하려고 합니다.
I'd like to report the results of my examination of… .

연구의 개요 설명하기

기본적으로 포스터 연제의 내용은 전부 포스터에 적혀 있기 때문에 실험 방법이나 시험 디자인 등을 구두로 상세히 설명할 필요는 없다. 오히려 중요한 것은 연구 내용의 요점을 간결하게 전달하는 것이다.

본 연구의 개요를 말씀 드리겠습니다.

Let me give you an outline of this study.

Here is a summary of our research.

이상이 이 연구의 개요입니다.

That was a brief outline of our research.

이상이 이 연구의 요점입니다.

That is the gist of this study.

어휘 as follows 다음과 같다. brief 간단한
gist of... ~의 요점

연구의 목적 말하기

포스터에는 물론 연구의 목적도 설명되어 있지만 생략하지 말고 구두로 설명한다. 제2장에서도 다루었지만 목적의 설명은 도입부를 마무리하는 파트이며 '이 다음은 결과의 설명입니다.' 라는 사인도 된다.

본 연구의 목적은 ~입니다.

The purpose of this study was to... .

This research was conducted in order to... .

우리들은 ~를 조사했습니다.

We examined... .

We decided to explore... .

어휘 in order to... ~하기 위해서 conduct 실시하다
explore 연구하다

연구 결과 말하기

결과를 표현하는 것도 구체적인 수치를 언급할 필요는 없다. [개선(악화) 되었다], [상승(저하) 되었다], [유의 차가 있다(없다)] 등의 요점을 간결하게 말한다.

우리들은 다음과 같은 결과를 얻었습니다.

The study led to the following results.

We obtained the following results.

유의미한 개선이 있었습니다.

Significant improvements were observed.

특별히 유의미한 차이는 없었습니다.

No significant differences were fund.

어휘 lead to… ~로 이어지다. following 다음과 같은
significant 유의한 yield 넘겨주다.

상급 표현 본 연구의 결과로서, ~입니다.
Our research yielded the following results:… .

연구의 결론 말하기

(상급표현)에 있는 것은 이번 결론을 앞으로의 연구나 임상에서 어떻게 활용할 것인가 혹은 나타난 과제나 문제점의 해결을 위해서 어떠한 검토를 해야 할 것인지에 대한 제안을 할 때 필요한 문장이다.

결론을 말씀 드리겠습니다.

Here's our conclusion.

우리들은 다음과 같은 결론에 도달하였습니다.

We arrived at the following conclusion.

Our conclusion is as follows.

결론으로서 ~라고 생각합니다.

We must conclude that... .

어휘 arrive at... ~에 도달하다. as follows 다음과 같습니다.

상급표현 우리들은 ~해야 된다고 생각합니다.
We think... is the right course to take.

요점을 요약하여 말하기

포스터 세션은 결정된 발표시간 없이 질문이 있으면 설명하는 형식도 있다. 관심을 가지고 흥미있게 포스터를 보고 있는 사람에게 이쪽에서 "I will explain the details, if you like"라고 말을 걸어보자.

본 연구를 간단히 요약하겠습니다.

- Let me summarize this study.
- Here are the main points of this study.

본 연구의 포인트는 ~입니다.

- The key points of this research are… .
- … is the crux of this study.

본 연구의 포인트는 A, B, C의 세가지로 요약 됩니다.

- The following three elements are the essence of this study: A, B and C.

어휘 summarize 요약하다. crux 중요한 점
following 다음과 같은

순서대로 설명하기

여기서는 상세한 설명이 필요한 경우 순서대로 설명할 때 사용되는 표현이다. first, then, lastly 등을 사용하여 알맞은 속도로 말하자. 물론 구연 발표에서도 사용할 수 있다.

순서대로 설명하겠습니다.

I'm going to give you a step-by-step explanation.

처음에 ~부터 말씀 드리겠습니다.

First, I'm going to talk about... .

이어서 ~를 설명하겠습니다.

Then I'll move on to explain... .

마지막으로 ~에 대해서 말씀 드리겠습니다.

And Lastly, I'll discuss... .

어휘 step-by-step 단계적으로　first 처음에
then 이어서　lastly 마지막으로

중요한 것을 강조하기

앞에서 말한 것처럼 포스터 연제의 발표내용은 기본적으로 모두 포스터에 적혀 있지만 학습 참고서 처럼 (여기가 중요!) 등으로 적혀있지는 않다. 그것을 구두 설명을 통해 보충하는 것이 연자의 의무이다.

이것은 아주 중요합니다.

This is very important.

~는 대단히 중요하다고 생각됩니다.

... should be considered as crucial.

The essential point is... .

~는 아주 흥미 있다고 생각됩니다.

We find... to be quite intriguing.

어휘 crucial 중요한 intriguing 아주 흥미로운
characteristic 특징

상급 표현 ~는 본 연구의 특징적인 것이라고 생각합니다.
... is a characteristic feature of this study.

도표 설명하기 ①

(~를 집계한 표)를 직역하면 관계 대명사와 수동적으로 사용하는 복잡한 영문이 되고 말지만 여기 있는 능동적으로 표현하면 간단하다.

이 표를 보십시오.

Please take a look at this table.

이 표는 ~에 대해 정리한 것입니다.

This table gives a compilation of our data on...

이 표는 ~를 집계한 것입니다.

The table aggregates... .

이 그림은 ~를 나타낸 것입니다.

This figure shows... .

어휘 take a look at... ~를 보다.
compile/aggregate 모으다/집계하다.

도표 설명하기 ②

도표를 설명하는 문장의 연속이다. 그래프의 세로축 가로축이나 범례 등의 의미를 설명할 때는 예문에 등장하는 represent 외에 indicate, mean, stand for 등도 사용할 수 있다.

이 그래프는 ~를 나타냅니다.

The graph represent… .

가로축(X)은 ~를 나타내고 세로축(Y)은 ~를 나타냅니다.

The X (horizontal) axis represents… , and the Y (vertical) axis shows… .

이 표에서 강조하고 싶은 것은 ~입니다.

I'd like to draw your attention to … in this table.

어휘 represent 나타내다. horizontal 수평의(가로축) vertical 세로의 axis 축

상세한 것을 생략할 때의 표현

포스터 세션의 경우 좌장이 있는 상태에서의 발표는 수분 정도이다. 여기서는 데이터 설명을 일부 생략할 때 사용하는 표현을 소개한다. 예문 중의 the handout 부분은 this part of the poster라고 해도 된다.

~에 대한 상세한 설명은 생략하겠습니다.

I'm not going to go into the details of… .

시간 관계로 ~는 생략하겠습니다.

As time is limited, I'm going to skip an explanation of… .

~에 대해서는 핸드 아웃을 참고 하십시오

As for the details of… , I refer you to the handout.

The details of… can be found in the handout.

어휘 skip 생략하다 as for… ~에 관해서는
refer A to B A를 B에게 맡기다

감사를 표하며 발표 마치기

설명이 끝나면 청중들에게 감사를 표하며 발표를 마친다. 좌장이나 청중으로부터 코멘트를 받는 경우 그것에 대해 감사를 표한다.

이상으로 저의 발표를 마치겠습니다.

That concludes my presentation.

발표는 이상과 같습니다.

That's it for today.

들어주셔서 감사합니다.

Thank you very much for your attention.

I appreciate your attention to my presentation.

좋은 말씀 해주셔서 감사합니다.

I'm very grateful for your excellent advice.

어휘 appreciate 감사하다. inspire 자극을 받다.
grateful for… ~에 감사하다.

상급 표현 오늘 좋은 말씀 많이 들었습니다. 이 모든 것이 제게 자극이 될 것 같습니다.
I've received many useful comments today, all of which have left me inspired.

질문이나 코멘트 받기

발표 후에 질문이나 코멘트가 있는지 물어보는 표현이다. 제2장에서도 거의 같은 표현을 소개했지만 3번째 예문이 포스터 발표에서 유용한 문장이다.

질문 있으십니까?

Any questions?

I'll take your questions now.

질문이나 코멘트 있으십니까?

Do you have any questions or comments?

잠시 동안 여기 있을 것이므로 질문이 있으시면 다시 오셔서 말씀해 주시기 바랍니다.

I'll be here for a while, so please feel free to come back and ask questions if you like.

어휘 for a while 잠시동안
feel free to... 편하게 ~하다.

질문에 대해 감사하기

질문을 받았을 때는 우선 질문해 준 것에 대해 감사한다. 다소 어색하게 들릴 수 있지만 여기 있는 표현은 자연스러운 영어이다.

질문해 주셔서 감사합니다.

Thank you for your question.

Good question, thank you.

질문해 주셔서 대단히 기쁩니다.

I'm glad you asked.

아주 좋은 질문입니다.

That's a very good question

어휘 I'm glad... ~해서 기쁘다. raise 제기하다.

상급 표현 중요한 포인트를 지적하셨습니다.
You've raised an important point.

간단히 질문에 답하기

질문에 대해서 간단히 답할 때 사용하는 표현을 소개한다. Briefly는 briefly put 또는 to put it briefly으로 바꾸어도 괜찮다.

그 질문에 대한 답은 ~라고 생각하고 있습니다.

We think the answer to that question is... .

간단히 말하면 ~입니다.

Briefly, ...

대답으로서는 ~가 됩니다.

My answer is... .

~이 질문에 대한 대답이 됩니다.

My answer to your question is... .

어휘 briefly 간단히

어려운 질문에 대응하기

현단계에서는 명확하게 대답하기 어려운 질문을 받았을 때 답하는 방법의 예이다. p.68의 표현도 참고하기 바란다. 또한 무언가 가설이 있는 경우는 다음 항목의 (추론 말하기)에 있는 문장을 사용해서 설명을 하면 완벽하다.

아주 어려운 질문입니다.

That's a very difficult question.

That's a very hard question to answer.

대답하기에는 데이터가 부족합니다.

We don't have enough data to give you an answer, I'm afraid.

보다 많은 데이터가 없어서 확실한 대답을 할 수가 없습니다.

I can't give you a definite answer without more data.

어휘 difficult/hard(=tough) 어렵다. definite 확실한

상급 표현 그 문제는 아주 중요하지만 대답을 드리기가 어렵습니다.
That is a very important question, but it's hard to give you an answer.

추측이라고 말하기

참가자들 사이에 긴밀한 의견교환을 하는 discussion time은 포스터 발표의 묘미의 하나이다 아직까지 제안되지 않은 이론이라 하더라도 기탄없이 말하고 의견을 들음으로써 보다 새로운 전개를 할 수 있는 계기가 될 수도 있다.

이것은 추측입니다만~

I'd guess that… .

연구결과로부터 ~이 아닐까 생각하고 있습니다.

On the basis of the study results, I think… .

우리들은 ~라고 추측하고 있습니다.

We venture to think that… .

어휘

guess 추측하다
on the basis of… ~에 기초하여
venture 추측하다/추론하다
conjecture(=speculation) 추측

상급 표현

이것은 추측입니다만 ~로 생각합니다.

This is pure conjecture, but we suspect that… .

감상을 표현하기

연구의 낌새나 노고를 나누는 것도 연구자 동료들의 대화라면 필수, 발표나 논문을 위한 표현 외에도 감상을 말하는 표현도 알아두면 회화가 탄탄해진다.

~에 대해서는 대단히 힘들었습니다.

The matter of… gave us a lot of trouble.

~에 시간이 꽤 걸렸습니다.

We spent quite a lot of time… .

좀 더 데이터를 모아야 할지도 모르겠습니다.

Perhaps we should have collected some more data.

좋은 결과가 나와서 다행입니다.

I'm happy to have obtained favorable results.

어휘 favorable 유익한 gather 모으다, significant 의의 있는

상급 표현 의미 있는 결과를 얻어서 만족하고 있습니다.
We're satisfied that the data we have obtained are significant.

전망을 말하기

장래 전망에 대해서 말하는 것은 발표를 마칠 때의 상투적 패턴의 하나이다. 다음 연구단계의 구체적인 계획이 있는 경우는 여기 있는 문장을 사용하여 전망을 말한다.

지금부터의 목표는 ~입니다.

Our next objective is to... .

계속해서 ~에 대해 연구하고 있습니다.

We are moving forward to conduct a study of....

현재 ~에 대해 준비하고 있습니다.

We are now preparing to work on....

어휘 go forward 전진하다. objective 목표
conduct 실시하다. prepare to... ~의 준비를 하다.

상급 표현 ~이후 ~에 대한 연구를 하려고 생각하고 있습니다.
Going forward, I'm planning to conduct research into... .

과제를 말하기

구체적인 계획이 정해지지 않은 경우는 지금부터의 검토 과제를 제시하고 앞으로 남은 것을 포함하여 마무리 하는 것이 좋다. p.67에 소개한 Further studies are needed라는 문장도 사용할 수 있다.

앞으로의 과제는 ~입니다.

Our next task is … .

Our upcoming challenges include… .

~에 대해서는 이번 연구로는 아직 명확하게 밝혀지지 않았습니다.

Despite our best efforts, our research fell short of elucidating… .

~에 대해서는 계속해서 검토하려고 생각하고 있습니다.

We intend to continue working on… .

어휘 task 과제 upcoming 앞으로의
fall short of... ~에 도달하지 못하다.
elucidate 명확히 하다. intend to... ~하려고 하다.

전문 분야 물어보기

자신의 연구에 흥미를 갖고 질문하는 사람에게는 이쪽에서도 여러 가지 물어볼 수도 있다. 상대방의 전문영역(specialty)나 연구대상(research interest)을 알면 더욱 더 깊이 있는 토론을 할 수 있다.

당신의 전문분야는 무엇입니까?

What's your specialty?

당신의 연구분야를 가르쳐주십시오.

What's the area of your research?

What are your research interests?

무엇을 연구하고 있는지 알려주실 수 있으십니까?

What does your research involve?

어휘 specialty 전문 분야 research interest 연구 분야

흥미 있는 대상을 물어보기

상대방의 흥미 있는 대상을 묻는 것도 토론을 활성화하는 좋은 방법이다. 자신의 포스터에 관심을 가진다는 것은 같은 분야 연구자일 가능성도 크다.

~에 대해서 아십니까?

Are you familiar with… ?

~에 대해서 관심이 있으십니까?

Are you interested in… ?

Does… interest you?

~에 대해서 어느 정도 알고 계십니까?

How well are you acquainted with… ?

어휘 be familiar with…/be acquainted with… ~를 알다.
be interested in… ~에 대해 관심이 있다.

상급 표현 이 연구의 어느 부분에 흥미가 있으십니까?
Which part of this study are you interested in?

이해도를 확인하기

예를 들어 설명이 불충분해도 "잘 모르겠다" 라고 말하기는 어렵다. 상대방이 아직 납득하지 못한 것 같으면 여기 있는 문장을 사용해서 말해 본다.

발표를 충분히 이해하셨습니까?

Was my explanation satisfactory?

Was my presentation easy to follow?

잘못 알아 들으신 부분이 있습니까?

Did I mumble?

Was my delivery unclear at any point?

이 결과에 대해서 어떻게 생각하십니까?

What do you think of these results?

어휘 satisfactorily 만족하게 mumble 중얼거리다.
delivery 전달

상급 표현 무언가 명확하지 않은 곳이 있었습니까?
Does any part of my presentation need further clarification?

연락처 교환하기

토론이 활발했던 상대라면 연락처를(contact information) 교환하고 앞으로도 교류를 계속하게 된다. 여기 있는 표현은 만찬 회장에서도 사용할 수 있으므로 자주 사용해 보자

연락처를 알려주시겠습니까?

May I have your contact information?

Let's exchange contact information?

이것이 제 연락처입니다.

This is my contact information.

언제든 연락주십시오.

Please email me.

Feel free to contact me at this address anytime.

앞으로 잘 부탁드립니다.

Let's keep in touch!

어휘 exchange 교환하다. feel free to... 편하게
get in touch with... ~연락하다.
feel like ...ing ~하고 싶다.

상급 표현 상의 할 일이 있으시면 편하게 연락주십시오.
Get in touch with me if you feel like discussing anything.
명함을 주시겠습니까?
May I have your card?

Chapter 5

좌장

chairperson

청중에게 인사하기

좌장으로서 처음 할 일은 청중에게 인사하는 것이다. 학회는 아주 격식 있는 자리이므로 아래 문장을 사용하여 정중하게 인사해야 한다.

이 세션에 참석해주셔서 감사합니다.

Thank you very much for joining this session.

여러분 이 세션에 오신 것을 환영합니다.

Welcome to this session.

좌장을 맡게 되어 진심으로 영광입니다.

It is truly an honor to chair this session.

어휘 truly 진심으로 be an honor to ~하게 되어 영광이다.
chair 좌장을 맡다.

고급 표현 이 심포지엄에서 여러분을 뵙게 되어 참으로 영광스럽습니다.
It's great honor to have you here at this symposium.

자기소개하기

좌장은 지금부터 시작하는 세션을 진행시켜야 한다. 예를 들면 초록에 기재되어 있어도 다시 이름과 소속을 확실히 말해야 한다.

좌장을 맡은 ~입니다.

My name is… , and I am the chair person.

좌장은 시카고대학의 ~입니다.

I'm from the University of Chicago, and I'm the chairperson for this meeting.

공동 좌장은 ~교수입니다.

I'm chairing this event with professor… .

어휘 chairperson(=moderator) 좌장
co-chair 공동으로 좌장을 맡는다.

공동 좌장과의 역할 분담을 전달한다

공동 좌장이 있는 경우는 어느 연제를 누가 담당할 것인지 역할 분담에 대해서 미리 청중들에게 전달해 둔다. 이런 발표는 미리 넘기는 일은 없다.

본 세션은 3연제로 구성되어 있습니다.

This session consists of three presentations.

좌장은 저하고 ~선생님 입니다.

This session is co chaired by Dr.… and myself.

처음 두 연제는 ~선생님이 담당합니다.

The first two presentations will be presided over by Dr.… .

나머지 한 연제는 제가 담당합니다.

And I'll moderate the discussion of the remaining presentation.

어휘 consist of ~로 구성된다. co-chair 공동으로 좌장을 맡다.
preside/moderate 좌장을 맡다.

스케줄을 전달(공지)한다

장시간에 걸친 세션의 경우 휴식시간이 있다. 참가자는 여러 세션을 돌아다니기 때문에 휴식시간이 이동시간이 되는 경우도 적지 않다.

10분간 휴식합니다.

Let's take a 10 minute break before reconvening.

We'll resume after a 10 minute break.

13시까지 휴식시간을 가지겠습니다.

Let's take a break until 1 p.m.

다음 세션은 10시에 시작합니다.

The next session starts at ten o'clock.

어휘 reconvene/resume 재개한다. take a break 휴식한다.

상급표현 전시부스에도 들려주시기 바랍니다.
Feel free to visit any booths that interest you.

발표 순서의 변경을 알린다

참가자는 반드시 시작부터 끝날 때까지 같은 강연장에 있는 것은 아니다. 발표 스케줄에 따라 흥미 있는 연제를 듣기 위해 돌아다니게 되므로 발표 순서의 변경은 바로 알려주어야 할 정보다.

발표 순서의 변경이 있습니다.

The order of the presentation has been changed.

There has been a change in the order of the presentations.

다음 연제는 세션 마지막으로 변경되었습니다.

The presentation scheduled next has been moved to the end of the session.

어휘 order 순서 chair 좌장을 맡다.

상급 표현 ~선생님은 다른 세션의 좌장을 하고 계시므로 발표를 마지막으로 변경했습니다.

As Dr.… is chairing another session right now, his/her presentation has been moved to the end of this session.

연제가 취소되었음을 알린다.

발표 순서의 변경과 마찬가지로 연제의 취소도 청중들에게 바로 알려야 할 정보다. 세션을 맡은 좌장으로서 참가자의 입장을 항상 생각해야 된다.

프로그램이 변경되었습니다.

There has been a change in the program.

세번째 연제는 취소되었습니다.

The third presentation has been called off.

다음 연제는 취소되었습니다.

The next presentation has been cancelled.

어휘 call off/cancel 중지한다. unfortunately 유감스럽게도

상급 표현 연자의 사정에 의해 다음 연제는 취소되었습니다.
Unfortunately the next presenter is unavailable, so the presentation has been cancelled.

시간 배분에 대해 설명한다

좌장이 시간 배분에 대해 설명하는 것은 청중들 뿐만 아니라 연자에 대해서도 다시 확인시켜주는 측면도 있다. 발표 시간이 지났다는 것을 알려주는 표현은 p.119를 참조하기 바란다.

본 세션에서는 발표시간 12분 질의응답 3분입니다.

For this session, each presenter is allotted 12minutes, plus 3minutes for questions.

발표시간은 15분입니다.

Presenters will have 15minutes for their presentations.

Presenters will be assigned a 15 minute time slot.

종료 2분 전에 벨을 울립니다.

A bell will ring to alert you 2 minutes before the time expires

어휘 allot/assign 배당되다/할당되다. time slot 시간대
punctually 시간대로/시간 엄수하여

상급 표현 시간엄수 부탁 드립니다.
Please finish punctually out of courtesy to those who are following you.

질문 응답에 대해 공지한다

질문 응답 시간은 각 연제발표 후에 하는 경우가 대부분이다. 참가자들도 잘 알고 있지만 한번 더 알리고자 할 경우는 아래 표현을 사용한다.

발표가 끝난 후에 질문을 받겠습니다.

We'll take questions after each presentation.

이 세션에는 연제 내용이 다양합니다.

This session has a wide variety of presentations.

발표 중에는 질문을 삼가해주십시요

Please refrain from asking questions during presentations.

Please hold your questions until the Q&A time.

어휘 refrain from ... ing ~를 삼가다. A variety of ... 다양한~

상급 표현 지금부터 토론을 시작하겠습니다.
Let's start the discussion now.

종합토론에 대해 공지한다

종합토론은 여러 연자가 패널리스시트(panelist)가 되어 여러 의견을 교환하게 된다. 종합토론을 잘 이끌어 나갈 수 있으면 훌륭한 좌장이다.

시간이 여유가 있으면 종합토론을 계획한다.

If we have time to spare, we'll have a final general discussion.

지금부터 종합적인 토론을 시작하겠습니다.

Let's move on to the final general discussion.

연자분들은 단상으로 올라와 주시기 바랍니다.

Would the presenters please come up on stage?

I'd like to invite the presenters back on stage.

어휘 general discussion 종합토론

상급 표현 종합토론이 예정되어 있지 않습니다.

No final general discussion scheduled for this session.

좌석을 채워달라는 부탁을 한다

외국에서 열리는 학회에서는 앞쪽의 좌석이 채워지는 경우는 별로 없다. 좌석수가 한정되어 있으므로 앞쪽의 좌석이 비어있다는 것과 차곡차곡 좌석을 채워 앉아달라고 부탁한다.

앞쪽의 좌석이 비어 있습니다.

There are some empty seats up front.

이 세션은 좌석이 꽉 찰것으로 예상됩니다.

This session is expected to be full.

빈 좌석을 채워서 앉아주시기 바랍니다.

Could you possibly move over a little to make space for a few more people?

앞쪽 좌석부터 앉아주시기 바랍니다.

Please sit as far forward as possible

어휘 vacant 비어있다. up front 앞쪽에
move over (다른 사람에게 공간을 만들어주기 위해) 몸을 움직이다. Row 열

상급 표현 뒤에 서계신분 앞쪽으로 이동해주시기 바랍니다.
Could I ask those standing at the back of the room to please move forward and take seats?

청중들에게 주의사항을 전달한다

휴대전화의 전원 끄기, 사진촬영 금지 등은 어떤 학회에서나 공통적인 주의 사항이다. 이런 문장은 학회뿐 아니라 일상생활에서도 사용이 가능하다.

휴대전화의 전원은 진동으로 부탁합니다.

Please switch your mobile phone to silent mode.

휴대전화의 전원을 꺼주시기 바랍니다.

Please turn off your cell phones.

발표 중에는 조용히 해주십시오.

Please remain quite during the presentations.

사진이나 동영상 촬영은 하지 말아 주십시오.

Please refrain from taking photos or shooting video.

어휘 turn off 전원을 끄다. remain 어느 상태로 유지하다.
refrain from ...ing ~를 금지한다.

동시통역에 대해서 알린다

동시통역(simultaneous translation)이 준비된 경우는 아래 문장을 사용해서 알려준다.

이 세션은 동시 통역이 준비되어 있습니다.

I'd like to inform you that simultaneous translation is available for this session.

질문은 한국어든 영어든 어느 쪽도 좋습니다.

You are welcome to ask questions either in Korean or English.

무엇이든 ~교수에게 질문이 있으면 하시기 바랍니다.

If you have questions for professor… , please go ahead.

어휘 inform 전달하다. simultaneous translation 동시 통역 go ahead 하십시오. properly 적절히

상급 표현 ~교수님, 동시 통역시스템이 잘 작동하고 있습니까?
Professor… , may I ask if the simultaneous interpretation system is working properly?

세션 시작하기

이제 세션 시작이다. 우선 연제의 제목을 발표한다. 단순한 문장이지만 좌장에게는 필수적인 표현이다.

이 세션 제목은 ~입니다.

This session is entitled… .

~에 대한 세션입니다.

This session deals with the issue of… .

그럼 시작하겠습니다.

Let's get started.

OK, let's begin.

I think it's time to begin this session.

어휘 entitled 제목을 부치다. deals with ~를 다루다.

상급표현 발표 제목은 ~입니다.

This presentation is entitled… .

연제 번호 1번은 ~입니다.

The title of presentation No 1 is… .

연자 소개하기

연자를 소개할 때 사용하는 문장을 소개한다. 여기 있는 문장을 완벽하게 소화해 두고 실전에서는 연자의 이름을 자연스럽게 말하는데 주력하기 바란다.

다음 연자는 ~선생님입니다.

The next presenter is Dr.… .

처음은 ~선생님의 발표입니다.

We are going to start with a presentation by Dr.… .

마지막은 ~선생님의 발표입니다.

The last presentation is by Dr.… .

다음 발표하실 선생님 부탁 드립니다.

I'd like to ask the next presenter to take the podium.

May I ask the next presenter to set up?

어휘 start with ~부터 시작하다.
take the podium 발표를 시작하다.

초청 연자 소개하기

초청 연자(guest speaker)는 유명한 분이 대부분이다. 좌장으로서 실례를 범하지 않도록 정중하게 소개한다.

초청 연자는 ~선생님 입니다.

We have invited Dr.… as guest speaker.

~선생님의 경력을 간단히 소개하겠습니다.

Let me briefly introduce Dr.… .

~선생님은 여러분들이 잘 알고 계시리라 생각됩니다.

I'm sure Dr.… 'name is familiar to all of you.

어휘 briefly 간단하게 familiar 잘 알고 있다.

상급 표현 대단한 행운인 것은 ~선생님을 초대할 수 있었던 것입니다.
We are very lucky to have Dr.… with us here today.

연자에게 시간이 없다는 것을 알리기

연자는 발표에 집중하기 때문에 시간이 얼마 남지 않았다는 것을 알아차리지 못하는 경우가 있다. 또한 발표시간은 모든 연자에게 공통된다. 종료시간이 임박했다는 것을 확실하게 알려주어야 한다.

미안하지만 시간이 지났습니다.

- I'm sorry, but your time is up.
- Your time has expired.

발표를 정리해 주시기 바랍니다.

- I'm afraid it's time to wrap up your presentation.
- Time is short, so I'm afraid I must ask you to wrap up your presentation.

이제 정리해 주시지 않겠습니까?

- Could you start wrapping up now?

어휘 wrap up 정리하다.

시간이 초과되어 발표를 종료시키는 경우

스케줄대로 진행하는 것은 중요한 과제이다. 발표시간은 모든 연자에게 평등하게 배당되어야 하므로 연자에게 배당된 시간대로 종료시키는 것이 중요하다.

시간이 많이 초과되었습니다.

you have far exceeded your time slot already.

시간이 되었으므로 여기까지 듣기로 하겠습니다.

I'm sorry but I must ask you to stop now.

Your time is up, so I am afraid I must stop you now.

질의 응답시간은 생략하도록 하겠습니다.

I am compelled to cut your Q&A altogether because of time constraints.

어휘 exceed 초과하다. be compelled to... ~하게 만들다. altogether 완전히

연자의 발표에 사의를 표한다

발표한 연자에게 좌장으로서 정중하게 사의를 표한다. 여기 있는 정형화된 문장을 기억해 두면 어떤 학회에서도 문제없을 것이다.

훌륭한 발표 감사합니다.

Thank you for your excellent presentation.

Thank you so much for your presentation.

대단히 흥미 있는 발표입니다.

That was a fascinating presentation.

오늘 발표해 주신 여러분께 감사드립니다.

I'd like to thank the presentations for their outstanding talks today.

어휘 excellent/fascinating/outstanding 훌륭한

상급 표현 ~에 관한 최신 지견을 발표해 주셔서 감사합니다.
Thank you for sharing your latest insights into….

세션 마치기 ①
(예정시간을 초과한 경우)

모든 연제 발표가 끝나면 청중들에게 감사인사를 한다. 종료 예정시간이 지난 경우는 여기 있는 문장을 사용하여 한마디 하면 좋다.

종료 시간이 초과해 버렸습니다.

I'm afraid the session has overrun the schedule.

It's already past the scheduled closing time.

불편을 드려서 대단히 죄송합니다.

I apologize for any inconvenience this may have caused you.

여러분의 협력에 감사 드립니다.

Let me thank everyone who cooperated in making this session a success.

어휘 overrun 초과하다. past ... ~를 초과하다/지나다.

상급 표현 연자와 청중들의 협력에 감사드립니다.
I'm grateful to both this presenters and the audience for their contributions.

세션 마치기 ②
(예정시간에 맞게 마친 경우)

예정대로 세션이 끝났다면 연자와 청중들에 대해 사의를 표한다. 좌장으로서 세션을 진행하는 임무는 이것으로 종료된다.

세션을 마칠 시간이 되었습니다.

It's now time to close the session.

I'm closing the session now.

예정대로 마치게 되었습니다.

I'm happy to say we have managed to finish this session on schedule.

선생님의 연구가 더욱더 발전하시기를 기원하면서 이 세션을 마치려고 합니다.

In closing this session, I'd like to wish the presenters every success in their research.

청중석의 선생님들의 활발한 토론에 감사 드립니다.

I'd like to thank the audience for their active participation in the floor discussion.

어휘 active 활발한 share 공유하다. latest 최신의
on schedule 예정대로 스케줄대로

상급표현 ~에 관한 최신지견을 소개해주셨습니다.
I'm glad we have had this opportunity to share the latest knowledge and expertise on… .

청중들로 부터 질문 받기

질의 응답을 진행하는 것은 좌장으로서의 능력을 보여주는 것이기도 하다. 우선은 여기 있는 기본 문장을 확실하게 익혀두기로 하자.

질문 있습니까?

Do you have any questions?

We'll take questions from the floor now.

우선 소속과 이름을 말씀해 주시기 바랍니다.

Please state your name and affiliation first .

질문이 있으시면 손을 들어주세요.

If you have any questions, please raise your hand.

통로에 있는 마이크를 이용해 주십시요.

Please use the mike in the aisle.

상급 표현

동시 통역을 하고 있으므로 한국어든 영어든 좋습니다.

We have simultaneous interpreters, so you can ask your questions in either Korean or English.

추가 질문을 받는 경우

활발한 질의 응답은 만족도가 높은 세션의 필수 조건이다. 만약 시간이 허락하면 청중들로 부터 질문이나 코멘트를 가능한 한 많이 받는다.

혹시 질문이나 코멘트 있습니까?

Do you have any other questions or comments?

다른 질문 받겠습니다.

We still have time for more questions

짧은 질문이라면 하나 더 받겠습니다.

We just have time to take one short question.

또 다른 질문 있으시면 손을 들어주세요.

Please raise your hand if you have any other questions.

상급 표현 시간이 없으므로 질문은 한가지만 받으려고 합니다.
As time is short, we can take only one question.

어려운 질문에 대응하기

질의 응답시간은 제한되어 있다. 연자도 곤란할 정도로 어려운 질문이 나오는 경우, 무단히 시간을 흘려 보낼 것이 아니라 여기 있는 문장을 사용하여 넘어가는 것도 좌장의 테크닉이다.

어려운 질문이군요.

That's very complicated question.

나중에 토론하도록 하면 어떨까요?

May I suggest you continue this discussion afterwards?

이것에 대해서는 다음 기회의 숙제로 하는 것이 좋겠습니다.

Let's put this on the backburner until the next time.

어휘 complicated 어려운 afterwards 나중에
put... on the backburner ~을 보류하다.
bring up 제기하다.

상급 표현 이 건에 대해서는 나중에 청중들께 부탁 드리겠습니다.
May I ask you to bring this up later at the open floor discussion?

연자를 위해 질문을 반복한다

마이크 상태가 나쁘다던지, 질문자의 목소리가 작은 등의 이유로 연자가 질문을 잘 알아듣지 못하는 경우가 있다. 이런 경우 질문 내용을 파악해서 연자에게 전달하는 것도 좌장의 임무이다.

이 질문 들으셨습니까?

Were you able to hear the question?

이 질문은 ~이 였습니다.

The question was… .

The question as I understand was… .

The question asked just now was… .

질문자에게 큰소리로 말하도록 부탁하기

대회장이 큰 경우는 마이크가 좋지 않으면 질문이 청중석 전체에 들리지 않는 경우가 있다. 그럴 때는 질문자에게 마이크 가까이에서 말하거나 마이크 음량을 올리도록 부탁한다.

(진행 요원에게) 마이크 음량을 올려 주십시오.

Could you turn up the mike volume, please?

마이크에 좀 가까이 해 주시겠습니까?

Could you possibly get a little closer to the mike?

천천히 큰 목소리로 질문을 반복해 주세요.

Could you possibly repeat your question a little more slowly and loudly?

어휘

turn up (광량이나 음량을) 올리다.
get closer to… ~에 가까이 하다.
mike 마이크로 폰

질문자에게 간결하게 해달라고 요청하기

질문이나 코멘트는 환영할 일이지만 정리되지 않은 질문이나 감상 등을 길게 말하는 것은 질문 응답을 불 필요하게 만든다. 남은 시간이 얼마 남지 않은 경우 특히 중요한 문장이다.

질문을 간단히 해주시기 바랍니다.

Could you make your question brief, please?

의견이나 질문은 간단히 해주시기 바랍니다.

Please keep your comments and questions short.

요점을 짧고 간단명료하게 질문해주시기 바랍니다.

Please keep your questions brief and to the point.

어휘 brief 간결한 to the point 간단 명료하게

대답을 간결하게 정리해 달라고 부탁하기

모처럼 좋은 질문이 나왔어도 대답이 장황하면 청중들의 흥미를 끌지 못하게 된다. 질의 응답의 리듬을 잘 만드는 것도 좌장의 역할이다.

대답을 간결하게 정리해 주시겠습니까?

I'd be grateful if you could give is a concise answer.

간단하게 대답해주시기 바랍니다.

I'd appreciate a brief answer.

대답은 간결하게 부탁 드립니다.

Please be concise in your answer.

시간이 없으므로 짧게 부탁 드립니다.

Please be brief, as we are short of time.

어휘 brief/concise 간결한 appreciate 감사하다.

시간이 없으므로 질의응답을 중지한다

활발한 질의 응답을 도중에 중단하는 것은 유감스런 일이지만 시간은 제한되어 있다. 시간이 없는 경우 여기 있는 문장을 사용해보자.

미안하지만 시간이 다되었습니다.

I'm sorry, but our time is up.

질의응답을 여기서 마치겠습니다.

I'm afraid I have to stop in Q&A session here.

시간이 없으므로 다음 연제로 넘어가겠습니다.

We don't have much time, so let's move on to the next presentation.

We are a little pressed for time, so let's go on to the next presentation.

어휘 pressed for time 시간에 쫓기다.

상급표현 질의 응답은 지금부터 청중석에서 받겠습니다.
You can ask questions later during the open floor discussion.

연자에게 질문하기 (청중들로 부터 질문이 없는 경우)

청중들로 부터 질문이 없는 경우 연자에게 몇 가지 질문을 하는 것이 좌장의 의무이다. 좌장의 질문이 계기가 되어 청중으로부터 질문이 나오는 경우도 흔하다.

제가 질문하는 것은…

I'd like to ask a question, If I may.

청중들로 부터 질문이 없는 것 같아서 제가 .

If the audience has no questions, let me ask one.

제가 한가지 질문하겠습니다.

Let me put a question to you.

한가지 질문 드려도 되겠습니까?

May I ask a question?

상급 표현 [공동 좌장을 지명하며] 선생님 어떻습니까?

How about you, Dr.… ?

질의응답 마치기

청중들로부터 질문이 없는 경우 질의응답을 마친다. 또한 질문이 있어도 시간이 없는 경우 p.131에 있는 문장을 사용하여 종료한다.

다른 질문 없습니까?

Any other questions?

없으시면 질의 응답을 마치겠습니다.

If there are no more questions, I'll close the Q&A session at this point.

질의응답은 여기까지 하겠습니다.

I'll end the Q&A session now.

다음연제로 넘어가겠습니다.

Let's move on to the next presentation.

어휘 move on to... ~로 이동하다.

Chapter 6

연회

reception

개회식에서 인사하기

학회 주최의 연회는 언제나 즐거운 자리이지만 술이 나오는 자리이므로 사회 진행이 중요하다. 참석해 주신 회원 여러분에게 우선 공식적인 인사를 한다.

연회에 참석한 것에 대한 치하

Hello, and welcome to the reception.

So glad you could join us.

바쁘신 중에도 이렇게 참석해주셔서 대단히 감사합니다.

I know you are all busy, and it means a lot to us that you have taken the time to come here and mingle this evening.

우선 ~선생님의 인사가 있겠습니다.

First, I'd like to ask Dr.… to give a speech.

어휘 mingle 교류하다.

상급 표현 그럼 연회를 시작하겠습니다.
Let the party begin!

건배 제의하기

연회장에서 처음에 건배를 맡는 것은 학회이사장이나 학회장이 된다.

학회를 대표해서 건배제의를 하겠습니다.

On behalf of the Association, I'd like to propose a toast.

건배 제의를 하겠으니 모두 따라주시기 바랍니다.

May I invite all of you to join me in a toast?

학회의 지속적인 발전과 여러분의 건승과 활약을 기원하면서 건배!

To the continued growth and success of the Association, and to your good health and prosperity, Cheers!

건배

cheers!

어휘 on behalf of... ~를 대표하여

상급 표현 덕택에 학회를 성대하게 마치게 되어서 진심으로 감사드립니다.
I'd like to thank all of you for making this conference a great success.

건배 제의를 부탁하기

사회 진행자로서 학회이사장이나 학회장에게 건배제의를 부탁할 때 사용하는 문장이다.

그럼 건배는 ~선생님께 부탁 드리겠습니다.

Now, I'd like to ask Dr.… to propose a toast.

Could I ask Dr.… to lead us in a toast?

~선생님 부탁 드립니다.

Dr.…, please do us the honors.

어휘 do the honors 부탁 드립니다.

인물을 청중들에게 소개하기

연회장에서는 대부분의 학회회원이 모이기 때문에 초청 연자를 소개하는 기회가 된다. 그 인물에 대해 길게 소개하지는 않고 간단하게 소개하는 것이 좋다.

하버드 대학의 ~선생님을 소개합니다.

- This is Dr.… from Harvard University.
- Let me introduce you to Dr.… from Harvard University.

~선생님은 ______ 전문가입니다.

- Dr.… is a specialist in ______ .

~선생님은 내일 강연 예정이십니다.

- Dr.… is scheduled to give a lecture tomorrow.
- Dr.… is giving a presentation tomorrow.

______ 의 예 생체이식수술 living-donor operation
장기이식 organ transplantation
심장우회수술 heart bypass surgery
내시경수술 endoscopic surgery
성형수술 plastic surgery

인사를 부탁하기

연회 도중에 인사를 하게 할 때 사용하는 문장이다. 사회 - 진행자로서 소개는 간단하게 하고 그 후는 인사를 하는 분에게 넘긴다.

그럼 ~선생님 인사를 부탁 드립니다.

I'd like to ask Dr.… to say a few words.

As Dr.… is here today, we have invited him/her to say a few words.

~선생님 부탁 드립니다.

Dr.…, you have the floor.

ucla 에서 오신 ~선생님을 모시겠습니다.

We have invited Dr.… from UCLA.

어휘 You have the floors 한 말씀 부탁 드립니다.

협력자에게 감사표시를 한다

학회운영은 여러 관계자들이 협력해서 진행되게 된다. 연회장에서는 관계자들에게 사의를 표시하는 좋은 기회이다.

본 학회의 운영에 협력해주셔서 진심으로 감사드립니다.

I'd like to thank all of you for helping us to run the sessions so smoothly.

여러분 모두에게 감사 인사드립니다.

Let me extend my gratitude to all of you .

협조해 주신 여러분께 감사드립니다.

I'm very grateful for the kind support that everyone involved has extended to us.

어휘 extend…'s gratitude to ~의 감사를 표한다.
smoothly 순조롭게

공지사항 전달하기

연회장의 사회–진행 시 고려해야 될 여러 공지사항에 대해 정리했다.

오늘은 ~선생님께서 이 연회를 위해서 특별한 별미를 보내셨습니다.

Dr.… has very generously sent us some special delicacies to enjoy this evening.

요리를 즐겨주시면 고맙겠습니다.

I hope you'll all enjoy the wonderful spread we have this evening.

Let's relax and enjoy fine dining!

오늘은 악단을 초청해서 연주를 들을 예정입니다.

I'm pleased to say that we have a band to play for us later on.

어휘 generously 관대하게 delicacy 별미 진미
later on 후에 나중에

연회의 종료를 선언하기

연회는 대개 술이 있기 때문에 연회 종료를 알려도 들리지 않는 경우가 많다. 확실하게 크게 말한다.

좋은 시간이지만 유감스럽게도 마칠 시간이 되었습니다.

It has been a wonderful evening, but I'm afraid our time is up.

여기서 마치고자 합니다.

I must announce that the reception is now officially over.

이상으로 연회를 마치도록 하겠습니다.

That concludes the reception

내일도 활발한 토의 부탁 드립니다.

I look forward to many even more lively discussions tomorrow.

어휘 I'm afraid 유감스럽지만
look forward to... ~를 기대하겠습니다

상급 표현 유감스럽지만 여기서 일단 마치고자 합니다.
Sorry to be the messenger of bed news, but the party has to come to a close now.

초면인 사람에게 인사하기

국제적으로 활약하는 연구자와 알게 되는 장소로서 연회장 만한 곳은 없다. 여러 연구자와 알게 되고 싶은 것은 공통되므로 자리를 뜨지 말고 대화를 해보자.

만나게 되어 기쁩니다.

I'm very glad to meet you.

I'm honored to make your acquaintance

만나서 반갑습니다.

Pleased to meet you

존함을 여쭈어봐도 되겠습니까?

May I ask your name?

어디서 오셨습니까?

Where are you from, if I may?

어휘 be honored to ~에서 영광입니다.
make one's acquaintance... ~를 알게 되다.
If I may 좋으시다면

상급 표현 명함을 드립니다.
Let me give you my card.

아는 분을 만난 경우

연회에서 아는 분을 만났다면 반드시 대화해 보자. 서로 연구의 근황에 대해 이야기 한다면 좋은 자극을 받을 수도 있다.

오랜만입니다.

It's been a long time.

다시 만나게 되어 반갑습니다.

Glad to see you again.

별일 없으십니까?

How have you been?

여전히 바쁘십니까?

Keeping busy?

연구는 잘되십니까?

How is your research going?

상급 표현

선생님의 발표를 기대하고 있습니다.

I'm looking forward to your presentation.

친교를 깊게 한다

처음 만난 분과 친교를 깊게 하는 화제로서는 일상적인 토픽이 좋다. 특히 학회 개최지에 사는 분과 이야기 할 때는 그 지역의 스포츠 팀 이야기를 하는 것이 대화에 집중하기 좋다.

좋아하는 스포츠 팀이 있습니까?

Do you have a favorite sport of team that you follow?

휴일에는 무엇을 하십니까?

What do you like to do on holidays?

어떤 ____ 를 좋아하십니까?

What kind of ____ do you like?

어떤 연구를 하고 계십니까?

Can I ask what your research interests are?

____ 의 예 영화 movies 음악 music 스포츠 sport

상급 표현 선생님의 발표에 대해 조금 더 자세히 들려주세요.
Please tell me more about your presentation.

대화를 끝내기

상대에게 실례되지 않도록 대화를 끝낼 때 사용하는 문장을 소개한다. 적절한 시기에 사용하도록 하자.

선생님과 즐겁게 대화할 수 있어 즐거웠습니다.

- I had a great time talking with you.
- It's been a pleasure talking with you.
- Thank you very much for the very enjoyable conversation.

부디 다시 만납시다.

- I hope to see you again soon.
- I'd very much like to talk with you again.

일이 있어서 먼저 실례하겠습니다.

- If you'll excuse me, I'm afraid I really must get going.

어휘 rewarding 보람 있는 pleasant 즐거운
If you'll excuse me 실례입니다만

식사에 대한 대화하기

연회장에는 많은 요리가 제공된다. 앞에 있는 여러 종류의 술이나 요리에 대해 이야기한다.

이 요리는 유명한 것입니까?

I imagine this food is a local delicacy, Right?

~가 특산요리 입니까?

Is… a local specialty?

이 요리는 아주 맛있습니다.

The food is very tasty.

술의 종류가 아주 많군요.

I appreciate the wide selection of drinks on offer.

어휘 local delicacy/local specialty 특산물
wide selection of... 선택 폭이 크다.

학회장 주변에 대해서 질문하기

모처럼 국제 학회이므로 회의가 끝나고 근처의 명소를 방문하고 싶을 것이다. 호텔의 안내에게 질문할 때 사용하는 문장이다.

이 근처의 유명한 곳을 알려주세요.

Are there any tourist attractions near here?

가족과 함께 가기에 좋은 곳이 있습니까?

Can you recommend a good place to take my family around here?

좋은 레스토랑이 있으면 알려주세요.

Are there any good places to eat near by?

Could you recommend a nice restaurant or two?

어휘 tourist attraction 관광 명소
near here/nearby 근처에

Chapter 7

회의 및 시상식

congress, awards

개회 인사하기

회의 및 시상식에서의 인사(opening remarks)는 정해진 문장이 있다. 여기 있는 문장을 기억해 두면 문제없다.

_____ 를 시작하겠습니다.

I declare the _____ open.

Let the _____ begin.

이런 회의를 개최하게 되어 대단히 감사합니다.

On behalf of the hosting organization, let me tell you how excited we all are to be able to host this event.

이 회의가 성공할 것이라는 것을 확신합니다.

I'm confident that the conference will be a great success.

_____ 의 예 회의 conference/plenary session
시상식 awards ceremony

어휘 declare 선언하다. Illustrious 저명한

상급표현 많은 내빈 과 회원 여러분이 참가해 주셔서 대단히 영광입니다.
It's a great honor to have so many illustrious guests and members of the Association with us here today.

회의 진행하기

공식적인 회의를 스무스하게 진행하자. 회의장 뒤쪽에 앉아 있는 사람에게도 들리도록 충분한 음량으로 확실하게 발음하는 것이 중요하다.

처음 의제는 ~입니다.

The first item on the agenda is… .

다음 의제로 넘어가겠습니다.

Let's move on to the next item on the agenda.

승인해 주셔서 감사합니다.

Thank you for approving the minutes.

반대 의견 있으십니까?

Are there any opposing opinions?

어휘 agenda 의제 move on to… ~로 넘어가다.
approve 승인하다. motion 동의

상급 표현 수정안 있으십니까?
Please speak up if you'd like to propose any amendments to the minutes.

의제를 채택하기

학회의 회의는 자칫하면 장황하고 지루하게 된다. 사회 - 진행자가 확실한 발음으로 상황을 알리면 회의가 활발하게 된다.

이번 의제에 대해서 투표를 하겠습니다.

We'll now put the agenda to a vote.

찬성하시는 분은 손을 들어주시기 바랍니다.

All those in favor of the motion, please raise your hands.

동의가 선택되지 않았습니다.

The motion is defeated.

동의는 무산되었습니다.

The motion is lost

어휘 put... to a vote 투표 하겠습니다.
In favor of... ~에 찬성해서

상급 표현 이 의제는 19 : 1로 채택 되었습니다.
The agenda was adopted by a vote of 19-1.

시상식 시작하기

학회 주최의 상은 연제 발표자에게는 아주 큰 동기부여가 된다. 시상식의 격식은 대강하는 것이 아닌 확실한 표현으로 시상식을 진행하자.

그럼 ~상의 발표를 하겠습니다.

It's my privilege to announce the winner of the… award.

Now it's time to announce the… award winner.

금년의 ~상은 ~선생님으로 결정되었습니다.

This year's… award goes to Dr.… .

We'd like to present the award to Dr.… .

어휘 privilege to… ~가 되어 영광입니다.

시상식 끝내기

상을 수여하면 수상자는 만인의 박수를 받게 된다. 진행자로서는 이 박수가 끝날 때까지 충분한 시간을 가지고 여기 있는 문장으로 시상식을 끝내게 된다.

~선생님 앞으로의 활약 기대하겠습니다.

Congratulations, Dr.… We wish you continued success in your research activities.

We look forward to your continued success, Dr.… .

여러분 참석해주셔서 감사합니다.

Thank you all for joining us here today.

이상으로 시상식을 마치겠습니다.

And that concludes the award ceremony.

어휘 look forward to… ~를 기대하겠습니다.

폐회 인사

무엇이든 마무리하는 말은 중요하지만 학회 같은 공식적인 회의는 특히 확실하게 끝맺음 하는 것이 좋다. 이런 말은 다음 학회로 연결되어야 한다.

_____ 를 폐회하겠습니다.

I declare the _____ closed.

That conclues the _____ .

여러분의 지원에 깊은 감사의 뜻을 표합니다.

I'd like to express my sincere gratitude for your support.

총회도 이제 끝날 때가 되었습니다.

The conference is coming to a close now.

여러분 협력해주셔서 대단히 감사합니다.

Thank you all for working together with us to make this conference such a success.

_____ 의 예 회의 conference/plenary session
시상식 awards ceremony

어휘 express my sincere gratitude to... ~에 대해 진심으로 감사를 표한다.

상급 표현 참가해주신 회원 여러분께 진심으로 감사 드립니다.
I'm grateful to the participating members of the Association for their encouragement and support.